致力于中国人的心灵成长与文化重建

立 品 图 书 · 自觉 · 觉他
www.tobebooks.net
出 品

Bliv
Naturlig
Gravid

生命
可以
自然孕成

Charlotte Bech

[丹麦]夏洛特·贝赫 著

杨巧 译

长江出版传媒
湖北科学技术出版社

图书在版编目(CIP)数据

生命可以自然孕成 / (丹) 夏洛特·贝赫著；杨巧译.
-- 武汉：湖北科学技术出版社,2017.12
　　ISBN 978-7-5352-9932-1

　　Ⅰ.①生…　Ⅱ.①夏…②杨…　Ⅲ.①优生优育－基本知识　Ⅳ.①R169.1

　　中国版本图书馆CIP数据核字(2017)第304519号

责任编辑　　李　　佳
封面设计　　肖晋兴
出版发行　　湖北科学技术出版社
地　　址　　武汉市雄楚大街268号
　　　　　　（湖北出版文化城B座13-14层）
电　　话　　027-87679468
网　　址　　http://www.hbstp.com.cn
印　　刷　　三河市华晨印务有限公司
邮　　编　　430013
开　　本　　787×1092　1/16　12.75印张
版　　次　　2017年12月第1版
　　　　　　2017年12月第1次印刷
字　　数　　134千字
定　　价　　48.00元

序

一、备战好孕

　　孕育宝宝是个独特的体验。有些宝宝的到来自然天成，毫不费力；有些等候几年，姗姗来迟。本书是为那些想要生宝宝的、希望怀孕前做好充分准备或者知道自己怀孕概率较低的人们而精心准备的，书中的内容可以作为常规医药治疗的有益补充。

　　本书提供自然而有效的方法，用于提高怀孕机会，并且孕育健康宝宝。尽管孕育机会很难把握，事实上还有许多是我们自己能做的，而且孕育与我们的生活方式也有很大的关系。

　　我们总会在各种事情上付出努力，以确保达成目标，例如装修房子或安排聚会，我们花时间和精力去筹备，以确保达到好的效果。同样，孕育宝宝也应有所准备，健康而有活力的身体状态有助于受孕，男方和女方均是这样。准备得越充分，宝宝就来得越自然，也越健康。

　　对于正在现有的医疗体系里接受不孕症治疗的夫妻来说，本书是很好的补充，已经有很多成功的例证。在英国，近30多年以来，许多夫妇通过 Foresight Preconception Program[①] 的系列方法来做孕前准备；在一些东亚国家，几百年以来他们发展出一些简单而有效的方法，帮助男女双方调理身体以生育。

本书带领读者从 10 个方面改善自己的生活，包括逐步调整饮食以及其他生活方式；食用能够助孕的食物，养成月经期间的健康习惯；还有关于压力、睡眠，以及内分泌干扰剂的知识等。读者可在生活中做出很多调整。就女性来说，一些很小的改变就可以使其更容易受孕；对于男性，变得更加健康强壮，可以使爱人轻松受孕。

这十项关于备孕和健康成孕的内容涉及面广，你可以从中挑选与你关系最密切、最有意义的来做，并至少实行 3 个月。书里各方面的内容主要参考了印度古老的医学体系——阿育吠陀，它的许多要素已经被不同科研文献记载。它和现代医学的常规治疗并不矛盾，相反，科学研究已经证实阿育吠陀医学的原理是有效的，这门医学已经被应用了数千年。研究也证实了，健康快乐的人更容易怀孕。

本书指出，如何在生活各方面达到平衡，使你在身心健康愉悦的状态下，迎接你生命中的珍宝——那个你想要的宝宝的到来。

---

① Foresight Preconception Program，是英国的一个组织，旨在帮助有孕育障碍或者想健康生育的人，指导他们通过一系列的准备，达到顺利孕育健康婴儿的目的。主要从营养、基因、环境、过敏、药物、寄生虫、污染等多方面考虑和改善。

二、备孕十步曲

书中从 10 个方面指导你对起居饮食进行改变和调整，包括整理厨房、衣橱、浴室、药箱等等，调整生活习惯、生活方式、伴侣关系、家居环境，以及处理压力的方式。它涉及方方面面，就像指导手册一样，故以下称为"步骤"。

无论对于男方还是女方来说，这些方法可使怀孕更容易。双方一起依照实施是最理想的，如果只有一方实施，仍然可能达到预期的效果。

实施书里的建议不仅可以使你的身体变得健壮，还能滋养生殖组织。无论男性还是女性，你的身体将能够充分应对复杂的生理过程，轻松顺利地备孕，迎来健康的宝宝。这 10 个方面将提高生育力，降低风险，预防孕期和分娩期间可能出现的问题，使你的身心以最健康的状态来保证它的成功率，事半功倍。

备孕十步曲的效用：

- 易于受孕
- 整体健康改善
- 孕期更健康
- 孕期不适减少
- 胎盘发育健康
- 减少孕期脊柱与骨盆问题

- 胎儿得到更多滋养
- 正常和自然分娩率提高
- 孕期关系和谐、亲密
- 孕期平和喜悦，充满能量
- 增加孕育健康宝宝的机会
- 夫妻关系更加温馨亲密
- 精力更充沛，整个过程平和、愉悦

三、关于本书

第一部分　宜孕的身体

第一部分是理论，探讨所有导致生育力降低的因素，介绍了生殖组织运作的方方面面。你可以分别阅读男性和女性的部分，也可以直接看第二部分，10 个步骤的详细介绍包含所有的健康提示。之后你也可以回过头来再看第一部分的理论内容。

第二部分　备孕十步曲

第二部分是实践，介绍如何在日常饮食起居中实践 10 个方面的内容，来提高身体的可孕性，对平常人和较虚弱的人都适用，也阐述了为什么这些建议会有效。你可以从这里继续往下看，然后再回过头去看第一部分的理论论述。

第三部分　疾病和生育力

第三部分也是理论性的，探讨削弱生育力的常见疾病。特别对于已经患有其中一些病症的人来说，你可以在 10 个步骤里找到与这些病症相关的应对方法。也就是说，就患算有某类病症，你仍然可以轻松孕育。

温馨提示

本书详细介绍了关于孕育的积极有效的方法和忠告，使备孕的男女双方都受益。也有些部分是男人和女人分别实行不同的方法，例如有些饮食建议。当只有一方适用时，在书里有专门的标注。

个案分享

在 10 个步骤的阐述中，引用了一对伴侣在实践该步骤过程中的体验，在各个环节以"喜悦分享"的方式呈现。也有笔者以医生的角度陈述的病例，见"个案实例"。这些例子充分说明了影响人类生育力的一些要素和治愈方向。

四、现代医学与自然医学

本书参考了印度传统医学——阿育吠陀，也参考了现代医学的部分内容，在一些用词方面，为了便于现代人了解和应用，均使用了现代医学术语。

1. 现代医学

基于现代医学调查研究，关于生活方式与生育力之间的相互关系，众多研究表明，健康的生活方式和饮食可以提升生育力，有助于顺利怀胎。

阿育吠陀医学方面的要素在各类现代科研文献中均有记载。一部分是基于随机的临床实践，有很强的说服力；还有部分基于试验性研究、实验室研究、动物类试验以及案例调查，效果和说服力不一而足。这众多的研究和记载，无论其说服力是强还是弱，总体上还是印证了这一拥有数千年历史的古老医学的有效性。

本书的现代医学方面的观点主要来自哈佛大学的研究。在大型的"哈佛健康喂养研究"项目中，研究员们用 8 年的时间，跟踪 18 555 名女性。他们发现，以植物类食品为主获取蛋白质的女性，比通过肉类食物摄取蛋白质的受孕障碍小。同一研究也发现，进行适度运动、保持正常体重对受孕均有积极正面作用。还有，摄入全谷类食物比精米、精面制品更有助于受孕。

这个调研还发现，摄入低脂奶制品，如脱脂奶、低脂酸奶、其他低脂奶制品等，容易出现受孕障碍，而全脂奶制品由于富含天然脂肪对受孕大有助益，如全脂牛奶、冰淇淋奶油、奶酪等。

哈佛的科学家们还发现，摄入豆制品和含反式脂肪酸的食品会降低男性精子的质量，经常暴露在杀虫剂或某些化学物质（内分泌干扰素）的环境中也会导致精子质量下降。相反，摄入大量的富含 ω-3 脂肪酸的亚麻籽、核桃对提高精子质量大有帮助，ω-3 脂肪酸对精子质量的正面作用也被其他研究证实了，例如最近在加利福尼亚开展的研究。

2. 阿育吠陀——生命科学

梵文"阿育吠陀"（Ayurveda），由两个字合成——Ayur 意为"生命"，Veda 意为"知识"，合起来意为"生命之学"。"阿育吠陀"的深层意思是"活在内在的和谐宁静与稳定中"。

现代医疗科学所知的有助于提升生育力的许多重要因素，在印度传统养生系统阿育吠陀里已经实践应用了几千年。阿育吠陀是个自然完整的健康体系。如前所述，其中很多内容已经被世界各地的大学、研究机构从不同的角度所验证。

阿育吠陀作为历史上古老而全面的医疗保健系统，提供了从受孕、怀胎、分娩以至产后全过程精确而详尽的知识。它的特点是实用、有效、简单，目的是巩固和加强身体内在的自我修复能力，激活天然免疫防御机制，使身体更具活力，更健康、易孕。本书依据阿育吠陀的一个古典分支——智者玛赫西阿育吠陀编写。

世界卫生组织推荐阿育吠陀的理由是：

• 几千年的应用历程，疗效明显

• 是整体医学，把人作为整体来考虑

• 自然且无副作用

• 包含了广泛的孕育知识

• 基于身体与健康关系的直接认知

• 简单易行且低成本

- 很大程度上已经被现代科学所证明
- 实用有效

3. 作为其他医学治疗的补充

假如你患有疾病，例如糖尿病或者输卵管阻塞，仅依赖此书是不够的，你应同时寻求常规的医学治疗，以本书的方案作为补充。在需要的情况下，书中的方法也可用于计划人工授精的病例，因为有些人工授精需要经过多次尝试，当把自己调理得更加健康，你成功的概率就越大。

本书的目的是预防和解决导致难孕、不孕的健康障碍，尽可能地指导读者以自然的方法做好孕前准备，提高自然孕育健康宝宝的可能性。

如果可以的话，选择自然的、天然的总是更好些。在生命孕育的开始阶段，我们尽量避免化学物品。同时，我们需要尽可能在方方面面保持自然和无毒的状态，那将使我们每一个人受益。

祝你好运！

夏洛特·贝赫

目录

第一部分

孕育生命的身体

这一部分内容陈述了所有可能导致生育力下降的情形。书里按男性和女性分别探讨生育力治疗。

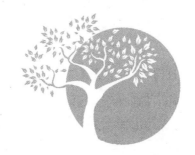

　　我和男友期待怀孕已经 1 年了。起初我们没想到会有困难，但 1 年里就是没发生我们想要的。我男友的精子质量属于平均水平，医生说问题大概出在我这里。但是我从来没得过什么病，只知道我的血液循环可能没那么棒，我常常觉得冷，月经周期不正常，生活方式也不太有规律，曾经有一段我觉得下腹部肌肉很紧绷。无论是否计划怀孕，我的身体还应该可以更好些。

　　所以，我们希望做些努力，践行那 10 个步骤来实现轻松、自然、健康的受孕。我们祈求有个宝宝，并尽可能给他最好的开始，能做些使身体更均衡的事情应该会有帮助，所以我们计划做些"清理"来备孕。这个课程包含了所有我们预想的元素，还有很多我们没想过的。我知道排毒和吃健康的食物会有帮助，但并不知道可以着重滋养那些对怀孕来说十分重要的组织器官。

　　　　　　　　　　——伊莎贝拉·奥利维·利兹（Isabelle Olive Leth）

一、备孕失败

　　男女成孕的能力部分取决于先天因素，也有部分取决于生活方式和饮食。近几十年来男女的生育力明显下降，原因很大程度上与生活方式和环境有关。

能育力和多产力

关于孕育，有两个重要的概念：能育力和多产力。

Fecundity 指能否受孕怀胎的能力，也叫能育力。

Fertility 指女性能够实际生育多少个小孩的能力，也叫多产力。

为了简化起见，本书统一使用 Fertility 一词来同时表达能育力和多产力，统称生育力。

生育力下降的现实状况

- 过去 50 年，生育力显著下降了
- 男性和女性都有生育力衰退的情形
- 全球难以成孕的夫妇大约有 7 000 万对
- 约 10% 的不孕个案其原因不明，尚无医学解释

生育力为什么下降？

没有人能确切解释为什么今天的人们比过去更难以怀孕。这个领域的研究人员认为，除了抽烟和酗酒外，有三大主要原因。一是压力，二是内分泌干扰素（即环境中有害的化学物质）。从很多不孕症例子来看，无论是单独还是合并考虑这两个因素都成立，加上第三个因素——电磁辐射的伤害，它尤其影响精子的质量。

压力　这个急剧发展的情绪问题，直接影响了生育力，因为压力严重影响人体激素的平衡。

内分泌干扰素　这个我们在生活中常常遇到的问题，也会逐渐干扰人体正常怀孕的先决条件——激素水平。化学物质充斥在我们生活的各个角落，如食品、药物、洗涤剂、洗发剂、塑料、橡胶等等，我们抹在皮肤上的、食入腹中的、吸入体内的，我们接触的任何东西都含有化学物质。

电磁辐射　一个日益严重的问题。很多人与电磁辐射朝夕共处，研究显示，电磁辐射对精子质量有负面作用，详细内容请见书中的第七个步骤。

高龄孕产　除了压力、内分泌干扰素和电磁辐射，还有另一个公认的因素，现代人的生育年龄比过去明显推迟。众所周知，生育力随年龄的增加而衰减。

感染　近年来，30 岁以下的男女生育力也比过去明显下降了。另一个可能的解释是，两性频繁的性生活引起腹腔感染增加，尤其当今衣原体感染普遍存在，都会使受孕概率降低。

关于生育力减退的原因已有广泛的探讨，还有其他的理论未在这里罗列。书中的 10 个步骤可助你一臂之力，逐一解决它们。

总结削弱生育力的重要因素

1. 压力

2. 内分泌干扰素（化学物质）

3. 电磁辐射

4. 生育年龄过大

5. 衣原体感染

生育和年龄

- 大龄可孕的难度增加

- 原因是两性的生理和激素水平均有一系列变化

- 这些变化从男女 35 岁开始更为显著

- 如果你已经 35 岁以上，10 个方面可以给你切实的帮助

- 对于 40 岁以上的人来说，仍然有机会怀孕，可能需要更多的准备

多方求助

每 6 对夫妇就有一对经历长时间的等待、不确定和失望之后，最终不得已求助于公立医院或私人诊所。约 10% 的孩子来自于助孕治疗。不幸的是，激素治疗的副作用不容忽略。

本书的方法是基于自然疗法，运用得当的话，非但没有伤害性的副作用，相反，这 10 个步骤的帮助可以提升男女双方的整体健康。

低生育力的男女

- 高达 15% 的夫妇难孕
- 其原因 1/3 与男性有关
- 另 1/3 与女性有关
- 还有 1/3 与男女双方有关

健康的生活方式可增强生育力

本书推荐的诸多方法已经被研究证明有积极正面的效果和助益。众多研究显示男女良好的饮食和生活习惯可以提高受孕机会，一个微小的调整甚至可以带来很大的改变，可谓四两拨千斤。新鲜美味的食物、恰当的锻炼、充足的睡眠、低压力、无内分泌干扰素和电磁辐射的洁净环境，这些要点反复被研究强调，能使我们健康、易孕、多产。就算有人已经被证实难孕，甚至助孕诊所也说无计可施了，她仍然大有希望成功受孕。

书里的 10 个步骤并非用来替代现有治疗或者诊断，而是用来帮助我们消除各种障碍，以达成受孕目的。阅读对照这 10 个方面，调整生活方式，就能提升生育力，拥有健康，充满活力。

下面列出导致生育力提高和降低的因素，本书的建议和指导可以帮助你增加积极因素，消除负面因素。

降低生育力的因素

- 压力
- 睡眠不足

- 太少或过量的运动
- 营养不良或肥胖
- 饮食中过多瘦肉、低脂奶制品、豆制品、罐头食品、精面和精制糖
- 营养不良
- 内分泌失调
- 化学品和重金属
- 电脑、手机和无线网络的辐射
- 污染
- 抽烟和喝酒
- 刺激性的饮料，如咖啡和人参
- 麻醉剂
- 各类毒品（或药品）
- 抑郁症
- 发炎症状
- 男女均可能有的内分泌失调
- 女性的多囊卵巢综合征
- 糖尿病
- 男性动脉粥样硬化
- 女性子宫内膜异位症
- 女性子宫肌瘤
- 其他疾病，如脂泻病

增强生育力的因素

- 祥和宁静的心境

- 充足的睡眠

- 温和适度的运动

- 体重均衡

- 壮实的体格

- 新鲜有机的食物和饮料

- 植物性蛋白

- 全脂奶制品

- 全谷类食物

- 贴近自然的生活状态

- 抗氧化剂

- 愉悦的心情

- 积极的想法和心态

- 特定的食物补充品和草本制剂

- 清新的空气、纯净的水源和温和的阳光

- 洁净、没有化学药剂和激素干扰剂的环境

- 不依赖兴奋剂，如咖啡、酒精

个案实例···

一位 43 岁的女士来咨询，她希望能再次怀孕，尽管她已经有一个 5 岁的儿子。公立医院和私人诊所都认为她提前绝经，不可能再怀孕。检查显示，她的内分泌失调必须要治疗。其实她还有机会再怀孕，但是需要通过促进生育力的 10 个步骤来重建平衡。在实行了 5 个步骤后，她怀孕了。不幸的是，她流产了。这对她来说非常痛苦和难过，但也证明了她仍然可以怀孕。我们可以推断，她的身体可以产生激素，细胞组织也足够健康。她继续实施另外 5 个步骤，并减少繁忙的工作。她很瘦，慢慢地愿意吃些带脂肪的食物，她并没有因此而增加体重，但是她的内分泌系统受益于这些健康的脂肪酸。这次她顺利地怀孕并生下一个健康的女孩，2 年后，在 47 岁时她再次怀孕并有了另一个健康的女婴，这两次的孕育都很正常和顺利，两个宝贝女儿也非常健康。

——夏洛特·贝赫（Charlotte Bech）

二、生殖组织

男女的生育力取决于他们生殖组织的活力和健康。生殖组织是指男女产生和传输精子或卵子的器官和通道，还有女性将受精卵孕育为胎儿的组织。

男性的生殖组织

- 尿道
- 输尿管
- 前列腺
- 输精管
- 阴囊
- 附睾
- 睾丸
- 精子

女性的生殖组织

- 阴道
- 子宫颈

- 子宫

- 卵巢

- 输卵管

- 卵子

- 卵子周围的黏液

奇妙的机制

生殖组织功能障碍的原因很多。两性的生殖组织由复杂而精妙的机能组成，许多无以计数的因素都可以扰乱它的平衡，影响程度和方式也多种多样。正是因为它既复杂又敏感的特点，我们可以从多方面重建它的平衡。书中的 10 个方面可以改善生殖组织的血液循环，滋养和重建生殖组织，使它变得健康强壮且充满所需的养分。

生育力正常和受损的人均可以通过这 10 个步骤改善和提升生育力。如果你知道自己的生育力受损，但你未必知道其原因。下面介绍了男女最常见的原因，并针对特定问题，列出相应的调理要点。本书的最后部分更是对影响生育力的最常见的疾病和应对方法进行了详细描述。

三、女性生育力

当女性的生育力受损时，需从生殖组织的 5 个部分来考虑，它往往是多方面的综合结果。

1. 女性内分泌失调

女性的生育力和生殖组织受制于调节生理周期各个阶段的多种激素的影响。这些激素精确地协调着相互间的作用。当内分泌失调时，就会有排卵和受孕障碍。内分泌干扰素（存在于食物、住所和周围环境中的化学物质）对女性内分泌平衡有着不良影响。新陈代谢紊乱和甲状腺激素也会影响性激素，因为身体中的各种激素是互相作用、相互影响的。

恢复女性内分泌平衡

- 避免内分泌干扰素（化学物质）（见步骤八）
- 加强心理健康与和谐（见步骤九和步骤十）
- 吃健康食品（见步骤四和步骤五）
- 月经期间多留意身体状况（见步骤七）

2. 卵子的质量

刚出生女孩的卵巢里有 1 万到 200 万个卵子细胞。这些细胞数量在孩童和青春期逐渐减少，残弱的细胞被淘汰，留下来的是强壮健康的。在青春期，大约共有 40 万个卵子，只有最好的卵子才会排出来，一般来说，每次只排出 1 个。这种择良弃莠的过程每月都继续着，每个月都有些卵子被淘汰。到绝经时，一般只剩下 1000 个卵子了，其质量也随之衰弱退化。

性激素失调可导致排卵障碍。例如，有些女性会产生过多的催乳素，这时身体以为她怀孕了，就不再排卵；有一种失调是产生过多的孕激素（黄体酮），但是不排卵，也就无法怀孕；第三种情况是，产生的孕激素（黄体酮）太少，导致卵子无法在子宫里顺利着床。研究显示，抽烟会损伤卵子的质量；放疗和化疗也对卵子有负面影响；子宫内膜异位症也影响卵子的质量和排卵功能，详见本书第 175 页。

提升卵子的质量

- 实践书中各个步骤的方法可以提升卵子的质量
- 不再产生新的卵子，但是每个变得更优良，并且身体能够挑选释放出最优质的卵子
- 尤其重要的是，良好的营养（步骤四和步骤五），无压力（步骤九）和抗氧化剂（步骤三、四、五）
- 提升卵子的质量可以通过改善内分泌状态和改善卵巢里卵细胞

周围的黏液来实现

· 改善卵子的营养状况

3. 卵巢或输卵管堵塞

书中 10 个步骤的措施也能使卵巢和输卵管更加健康。卵子要游过输卵管与精子会合，如果输卵管部分或者完全堵塞，则无法实现这一活动进而阻止受孕。输卵管堵塞最常见的原因是感染，例如盆腔炎，即使（炎症）痊愈了，也会形成疤痕组织；腹腔或肠道手术在输卵管附近形成的疤痕组织也可能导致它的堵塞。另外，异位妊娠史或者卵巢囊肿也是堵塞的成因。一旦一侧的输卵管被切除，怀孕的可能性就只剩下一半了。尽管这样，仍然有机会提升另一侧输卵管的功能，扩大怀孕的概率。

保持输卵管通畅

· 患有感染、囊肿或下腹部的疾病时，医生的治疗方式非常关键

· 步骤一和步骤七的方法可以减轻和消除（输卵管的）疤痕组织和肿胀

4. 黏膜问题

卵子从卵巢排出，经由输卵管到达子宫，在这个过程中，随时有机会遇到正在穿过阴道和宫颈游往子宫途中的精子，两者结合就产生受精卵，受精卵继续游移到达子宫，并借助黏液依附在子宫壁膜上。

因此，输卵管、子宫、宫颈和阴道及其黏膜的健康、润滑和营养状况就非常关键。我们可以理解为，黏膜就像墙上的壁纸，当它平滑均匀和适度湿润时，卵子和精子可以顺滑地游动，顺利相遇；当子宫内膜出现炎症或受到刺激时，卵子就难以游移和依附在子宫内膜上。一些慢性病症和卵巢、输卵管的炎症都会阻碍这一过程，像肥胖、营养不良、糖尿病等都是肇因。

还有其他影响黏膜的问题困扰着一些女性，例如由于盆腔炎引起的部分或整体腹腔粘连。

促进黏膜的健康

- 如果有与黏膜有关的异常，应尽快咨询医生
- 饮食健康对卵巢、输卵管、阴道、宫颈、子宫的健康非常重要（步骤四和步骤五）
- 压力管理也很重要（步骤九）
- 健康的黏膜能滋养生殖组织（步骤三和步骤七）

5. 子宫或宫颈阻塞

当出现阻塞时，宫颈和子宫里没有足够的空间让卵子自如游动和顺利着床，影响胚胎的形成、发育和成熟。造成阻塞的原因很多，常见的有子宫肌瘤和息肉，造成的阻塞和黏膜损害妨碍卵子在子宫着床。也可能是宫颈中的黏液太厚油，精子难以穿过。另外，宫颈黏膜分泌出的黏液产生抗体，抵制了精子，也就是说，女方的免疫系统对精子做出的反应，例如过敏反应。另一个导致阻塞的原因是，宫颈采用过

激光治疗后留下的疤痕组织。

恢复子宫和宫颈的健康

- 当怀疑有抗体、肌瘤和息肉等问题时，及时咨询专业医生
- 步骤一和步骤七有助于增强免疫系统，预防肌瘤和息肉，改善黏膜质量

四、男性生育力

与生殖组织有关而损伤男性生育力的原因大致有三类，有时也是多种因素综合影响的结果。

1. 内分泌失调

内分泌平衡对男性生育力很重要。许多因素都会干扰多种激素间的相互作用。有一种失调是男性睾丸激素的分泌不足或者过多。睾丸激素管控和调节精液的形成，是生育力的根本。食物、家居和环境中化学物质的内分泌干扰素会导致男性的睾丸激素分泌不足或者雌性激素分泌过量。非有机种植食物中的杀虫剂和化学物质残留也会干扰内分泌的平衡。还有，压力对男性内分泌平衡的负面影响不容忽视。

恢复内分泌平衡

- 当可能有内分泌失调时，及时咨询专业医生
- 尽量减少接触内分泌干扰素相关的化学品
- 压力管理非常重要

2. 勃起障碍

部分男性有勃起障碍。可能与动脉粥样硬化有关，血管中的沉着物阻碍血液的流动，也使血液不能轻松填充血管。本书第 184 页有关于动脉粥样硬化及其应对方法的详细介绍。

动脉粥样硬化很常见，特别是在 50 岁以上的男性中，糖尿病患者中也很多见，因为糖尿病有加重动脉粥样硬化的趋势。抽烟也是动脉粥样硬化的重要肇因，最终导致勃起障碍。很多男性烟民停止抽烟后就改善了。心理因素也常见，精神或情绪上的不确定性，或过去糟糕的经历抑制了勃起。曾有的手术史，例如前列腺手术，可能会损伤生殖区的神经，降低了触觉敏感度；还有，多发性硬化症等与神经系统有关的病症，也会弱化神经系统，导致触感减退。

正常的勃起

- 和你的医生讨论勃起问题是个很好的开始
- 润养和加强生殖组织（步骤五和步骤七）
- 减少兴奋和刺激类药剂的使用（步骤六）
- 关于心理因素方面，减轻压力和加强情绪管理会有助益（步骤九）

3. 输精管和精子质量受损

有时生育力障碍的表现是精子无法在输精管里顺利游动，原因可能是感染史留下的疤痕组织阻碍了它。还可能是精液或者精子的质量问题。电磁辐射对精子质量产生负面影响，详见步骤七。

第二部分

备孕十步曲

这部分专门介绍关于备孕期合适的饮食和生活习惯的建议和实践。

每个步骤里有什么？

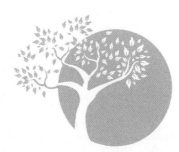

喜悦分享··· 　　　　　　　　　　　　正常的**身体机能**

　　在尝试运用 10 个步骤的过程中，我的月经更加正常和有规律了。消化比以前好，排便也变得有规律。我的血液循环更好了，因为现在我很少觉得冷了，我的身体很容易就保持温暖。现在我们在晚上十一点就睡觉，过去我们都呆到半夜或凌晨一点钟还没睡，现在早上早起也很轻松，不像过去那么煎熬了。我非常感谢和享受这些可喜的变化。

　　　　　　　　　　——伊莎贝拉·奥利维·利兹（Isabelle Olive Leth）

10 个步骤的使用指引

实践 10 个步骤需要 3 ~ 12 个月，精子的产生需要近 3 个月的时间（大约 72 天），所以至少用 3 个月来实践这套计划。对于有些病症或者压力较大的人来说，实行更长时间对你们的好处有增无减。最理想的是你完全践行这 10 个步骤后才开始怀孕。请注意不要在步骤一净化身体阶段就尝试怀孕，这个阶段你只需要花 1 ~ 2 周的时间。你可以有条不紊地运用各个步骤的建议来改善你的生活。你还可以按照各个步骤最前面的建议先开始实施，或者选某章的要点先开始，之后你再阅读整章和其他建议。10 个步骤中的一些建议可能看起来是重复的，挑选那些与你最相关或你最感兴趣的先开始做，你可以跳过那些看起来与你不相关或者无用的章节。那些对你来说有积极作用的，可以根据各步骤里的提议继续保持，与其他步骤同时实施。

你也可以把它当作调适生活方式来助孕的口袋书。总之，它是提高生育力的种种建议和忠告的集合，生活方式和饮食中的小小调整都可以提高你健康、自然怀孕的可能性。并且，每个步骤前面的建议都可以帮助忙碌的你。

寻求专业帮助

- 你们已经为怀孕准备 1 年或以上了吗

- 如果是，请咨询医生并做必要的检查

- 在接受检查期间，你也可以开始实行书中的 10 个步骤

- 就算已经找本地医生做助孕治疗，你同样可以同时以轻松自然的心情实践这些步骤

- 一般来说，用 3 个月时间来准备，使身体更加健康更适合受孕是足够了，能够用更长时间则更好，特别是有压力或患有某些病症的人们

- 每个步骤至少实行 1 周

- 当处在较大压力或患有某些病症的情形下，请用 3 个月以上的时间践行它

你得过水痘（麻疹）吗

对于希望怀孕的女性来说，过去是否得过水痘很重要，如果已经得过则无挂碍。如果不确定是否得过，则需要找医生验血检查确认一下。如果未患过水痘的，需要在怀孕前接种防治疫苗，否则胚胎容易受感染。接种疫苗后，需要等候至少 3 个月之后才能安排怀孕。这时实行这 10 个步骤，能使你的身体顺利度过疫苗反应期。

喜悦分享···　　　　　　　　　　　**感觉更敏锐了**

　　我实践了建议后，对气味变得敏感了。一个新的洗碗海绵的味道很强烈，充满合成剂的味道，叫人难以忍受，洗碗时我必须把头昂起来。开始我以为自己买到了有毒的洗碗海绵。后来才知道是我的鼻子更灵敏了，海绵还是同样的。

　　　　　　　　——伊莎贝拉·奥利维·利兹（Isabelle Olive Leth）

步骤一 净化身体

通过本章你会了解到：

• 净化用的香料、草药、食物和饮料

• 清理步骤

• 使用恰当的避孕方式

• 至少用 1 周时间来完成步骤一，理想的是持续 3 周（最长也不要超过 3 周）

清理原则和润养原则

根据古老的阿育吠陀传统，当为孕育做准备时，应采用两个相反的原理：清理和重建。

1. 清理：指清理原则，清洁生理机能，分解和清除身体里的杂质和毒素。

2. 重建：指润养原则，滋养生理机能，建立和保持它的营养和精华。

在步骤一里，我们用至少 1 周或最长 3 周的时间，专注于前半部分，即清理原则。

在步骤二至十里，全部都是关于重建和滋养原则的。在实行步骤一的清理步骤里，避孕是有必要的，因为清理程序不适合用来准备怀孕。清理排毒对将来的怀孕很重要，是属于孕前准备，只需要 3 个星期的时间。

使用步骤一里的简单饮食，包括香料和草药，最长只用 3 周。

当进入步骤二时，全面停止步骤一里的各个清理步骤，进入润养原则。

一旦你准备要怀孕时，也是全面停止清理步骤的时候，包括停止使用清理排毒用的食谱、饮料、香料和草药。也就是说，当身体准备好要怀孕时，就只需要润养而不用清理了，这对男女都一样，特别是一旦女方怀孕后就更是如此。为了实现怀孕的目的，身体需要的是休息和润养，而不是大扫除、大清理。

为何清理排毒很重要

生育预备 10 个步骤中的第一步，以清理和净化程序来启动身体，是非常重要的。就像你招待宾客前先清扫房间一样，阿育吠陀强调在邀请你生命中的小宝宝到来之前，先清理身体。故整个过程总是先从清理净化步骤开始的。

清理时排走的是什么呢

我们需要排走各类废物，例如先前患过感染残留在身体各部位的疤痕组织，尤其是生殖组织及其周围的组织。我们还要排走影响内分泌平衡的化学物质（也叫内分泌干扰素），还有血管壁上的杂质和身体里成千上万的陈旧破损的细胞。

最后，步骤一阶段还会清除身体在日常的营养代谢中在细胞里留下的代谢废物。

如何进行清理

根据古老的阿育吠陀传统，身体的清理有几种方式：

1. 使用特定的清理饮料、草药、香料和食物，进而增强消化系统、泌尿系统和肝脏的功能。

2. 在有阿育吠陀诊所的地方参加排毒疗程。

3. 改为使用自然避孕的方式。

建议

- 每天早餐前喝一大杯温开水。避免重口味、难消化的食物，在 3 周内吃些清理用的香料、草药

- 将激素类的避孕方式改为其他自然的方式

女方须知

如果目前你在用的是激素控制类的避孕方式，如避孕药、植入式避孕片或者避孕环，最好改为自然的、不影响激素的方式，例如使用避孕套等，下面还会谈到。

（一）净化香料、草药、食物和饮料

根据经典的阿育吠陀传统，特定的香料、草药、食物和饮料对我们的身体有净化作用，能够促进、加强肝肾、淋巴系统和消化能

力。这些东西对身体和生殖组织在代谢、排除废物的过程中能起帮助作用。

提示

在步骤一的清理阶段，我们用至少 1 周的时间，最好是 3 周时间来实施，但是整个清理阶段也不宜超过 3 周。

避免重口味、油腻、难消化的食物。在清理阶段以下食品需要用到：

• 姜

• 矿盐（如喜马拉雅矿盐）

• 蜂蜜

• 姜黄

• 柠檬汁

• 三果宝（Triphala）[①]

• 瓦塔茶（Vata tea）

• 热水

实行简单饮食至少 1 周，3 周更好，但是不要超过 3 周。

---

① Triphala：三果宝，它由 3 种天然果实的粉末加工制成。这 3 种果实是：印度醋栗（也叫余甘 Amalaki）、油橄仁（Bibhitaki）、诃子（Haritaki）。据介绍，三果宝是阿育吠陀医学在世界上最广为人知的药物之一。它对 3 种体质类型的人（Tridoshas）都适合，迄今为止没有发现有重大的副作用。除了孕妇忌用，腹泻和痢疾的人限制使用外，绝大部分人都适用。关于三果宝的作用介绍非常多，常见的作用和功效有：抗炎；调节心血管系统和肝脏的运作；调节消化系统；减少血液中的胆固醇；因其含有胶原而有紧固愈合的作用，对于治疗消化问题、胀气、痛风、肝疾病、神经疾病、肥胖、眼部问题均有疗效。三果宝可以通过网络购买，在印度和欧美国家的自然疗法和天然有机商店普遍有售。

享受容易消化的清淡饮食

避开重口味、油腻、难消化的食物，例如家禽、鱼、酒。不吃或尽量少吃高脂肪的、口味浓重的、辣味的、煎炸的、生冷的食品和饮料，精加工食品、罐头食品，等等。

偏向于食用容易消化的、味道清淡的食品，新鲜烹调的、温软的有机食品：米饭，扁豆汤，米粥或麦片粥，蔬菜汤，清烤的、蒸煮的蔬菜，煮过的水果，煮沸的加了香料的牛奶，有机全谷类面包，少量的橄榄油。

同时，开始在你的清简饮食中使用这些东西：

姜、矿盐（如喜马拉雅矿盐）、蜂蜜、姜黄、柠檬汁、三果宝、瓦塔茶、热开水。

姜

饭后吃一片新鲜的姜，可以加点盐、蜂蜜和新鲜柠檬汁，也可以在烹调时加入新鲜姜片，例如炖、煮、烤时都可以。

研究表明，姜可以减轻炎症、抗过敏、抗血栓和降低甘油三酯。

柠檬汁

饭后吃 1 勺新鲜压榨的柠檬汁，也可以和矿盐、蜂蜜一起点撒在姜片上。

蜂蜜

饭后吃半匙新鲜未煮、未加热的蜂蜜，可以和矿盐、柠檬汁一起拌在姜片上吃。

矿盐

矿盐（喜马拉雅矿盐）比海盐更健康，饭后和蜂蜜、柠檬汁一起就着姜片吃。

姜黄

作为饭菜中的香料。在下午时，取半匙姜黄和半匙天然蔗糖（不是精白糖），以一杯温开水喝下，如果是有糖尿病的人，就不要加糖。对动物的初步调查和实验室研究发现，姜黄中含有的姜黄素有消炎、抗癌、抗氧化的特性，但是在人体中未发现有姜黄素。姜黄可以分离出一百多种成分，它的根茎的主要成分是易挥发的油，包含了姜黄酮和姜黄素类化合物，这些都被证实了是很好的抗氧化剂。姜黄富含钙、磷、钠、钾、铁、硫胺（维生素 B_1）、核黄素、尼克酸、抗坏血酸、膳食纤维、糖类、蛋白质、ω-3 脂肪酸和亚麻酸。

三果宝

每天 3 次，每次 100 mg，用温开水送服。

瓦塔茶

• 用半升水配 2 个茶包煮 5 分钟
• 加入 1 杯全脂牛奶

- 煮到沸点

- 加入 1 匙天然蔗糖（糖尿病患者不宜加糖）

瓦塔茶可以起到镇静作用。

瓦塔茶由天然有机的甘草、姜、豆蔻、肉桂组成，可以买现成的茶包，也可以自配：甘草和豆蔻各 1 茶匙，姜末 1/2 茶匙，肉桂 1/8 茶匙，将这 4 种食材的干粉末混合即成。使用时，一人的分量是半茶匙瓦塔茶，用来泡煮一杯水饮用。

热水

煮沸的水，倒入保温杯随身携带，每隔 2 ~ 3 个小时喝 100 mL 左右。

请提前准备好这些

姜、矿盐（如喜马拉雅矿盐）、蜂蜜、姜黄、柠檬汁、新鲜的白萝卜或者其他萝卜、三果宝、瓦塔茶、热水。

记得只是阶段性使用

请了解，这些简单清淡饮食及清理排毒用的草药和香料，你只需使用 1 周，最长不超过 3 周的时间。之后当开始食用备孕食谱时，你会更喜欢它，味道和品种都丰富可口多了。备孕食谱可以查看步骤四和步骤五。

使用香料和草药的全天饮食计划

早上起来：取 100 mg 三果宝与一大杯温开水喝下，必须是煮沸过的纯净水。

早餐后：取半片新鲜的姜片，洒上柠檬汁、矿盐和蜂蜜。矿盐和蜂蜜能使口味柔和，增强消化。再用 1 片新鲜姜片配其他调料一起嚼食。

午餐前：以温开水服下 100 mg 三果宝。

在 1 天的主餐中，最好是午餐，食用半匙新鲜萝卜汁加 1 匙新鲜柠檬汁，可以用白萝卜或其他萝卜压汁。

每餐都用姜黄，无处不用：

- 所有的饭菜都用
- 热饮料，炖煮的菜、汤、面条、面包和粥里都用
- 研究显示姜黄有消炎抗菌的特性

下午时，取半匙姜黄和半匙天然蔗糖混合，以 1 杯温开水喝下，有糖尿病的人，就不要加糖。阿育吠陀医学认为，蔗糖帮助吸收姜黄，并把它带到细胞里。

晚餐前，以 100 mg 三果宝，用温开水送服。

在 1 天时间里，每隔 2 ~ 3 个小时喝 100 mL 左右的热开水，每天都喝一杯或几杯的瓦塔茶。如果需要，可以在茶里加入蔗糖和热奶，但不要加蜂蜜，因为蜂蜜不宜加在热水、热茶中。

晚上睡觉前，以 500 mg 三果宝，用温开水送服。1 天 4 次服用三果宝的做法，只连续使用 1 周。

（二）加快身体排毒——帕迦卡玛疗法 ②

　　上面介绍的是温和的清理方式，用简单清淡的饮食配合有清理作用的草药和香料、饮料和食物，对大部分人来说都有效果和助益。但如果你有压力大、身体失调、患有病症等情形，则你的身体需要进一步清理。有一种深入的清理疗程，叫帕迦卡玛疗法（Panchakarma）。

　　你可以从经过阿育吠陀方法专门训练的专家或者健康顾问那里获得针对你个人的清理建议。

　　帕迦卡玛疗法是阿育吠陀延伸的深度清理排毒疗法，这个方法的效用已经得到了科学证明。为了加深疗效，最理想的是进行21天的治疗，或者至少也要进行 3 天。

---

② 由于本书中作者重点推荐帕迦卡玛疗法的精油按摩和热疗的部分，这里补充介绍一下完整的帕迦卡玛疗法。梵文 Panchakarma 的意思是 "5 种治疗方式"，帕迦卡玛疗法是一种强力而又高度个性化的阿育吠陀排毒清理疗法。它包含 5 种系列疗程，帮助消除根深蒂固的压力和体内的致病毒素，同时平复 "督夏"（doshns，即统领所有生物学功能的能量），重建体内组织。帕迦卡玛疗法是一种经过医学认可的严肃疗法，对健康和养生具有多项益处，印度医学传统相信，它既可以清除身体障碍，也可以缓解和改善精神问题，达到赋活强体的目的。帕迦卡玛包括 5 项排毒治疗（分别是 Vamana 催吐治疗、Virechana 助泻治疗、Nasya 鼻腔用药、Nirooha Vasti 汤药灌肠、Anuvasana 酥油灌肠），每项又分为 3 个步骤（分别是 Purva Karma 前期治疗、Pradhana Karma 消除程序、Paschat Karma 后期治疗），每个步骤都涉及多种治疗、按摩和疗愈流程，目的是识别、溶解、消除和排出毒素。此外，有些帕迦卡玛疗程需搭配一套特别的排毒膳食。并非每个人都需要帕迦卡玛的 5 项治疗，具体由医师根据个人体质，选定有针对性的 2～3 项治疗疗程。目前该疗法主要存在于印度专门的机构或者高端酒店里，在欧洲个别以阿育吠陀医学为主的诊所和机构也可以提供。实施者均需要经过专门训练才能操作帕迦卡玛疗法。

什么是帕迦卡玛疗法

阿育吠陀的帕迦卡玛疗法是一个清理和复原的治疗疗程，它促进消化、循环和排泄，治疗的方式包括各种精油按摩和热疗。

帕迦卡玛疗法能缓解影响孕育的主要堵塞

我们知道造成不孕的主要原因有：

1.环境中的污染和毒素（食物、家居和周围环境中的含内分泌干扰素的化学物质）。

2.压力。

3.电磁辐射。

阿育吠陀医学的理论提及，帕迦卡玛疗法可以减轻这些因素的影响。

- 对帕迦卡玛疗法的研究显示，它可以降低环境污染在身体里留下的毒素（食物、家居和周围环境中的含内分泌干扰素的化学物质）

- 研究也显示它能缓解压力

- 研究无法证实帕迦卡玛疗法能减轻电磁辐射的干扰，但由于在治疗过程中，每天使用各种精油进行按摩，而我们知道精油可以消除和吸收辐射

帕迦卡玛疗法是理想的孕前准备治疗方式

阿育吠陀经典里强调了帕迦卡玛疗法是理想的孕前准备（净化排

毒）疗程，典籍选摘：

"夫妻双方都应使用精油按摩和汗蒸热疗，进而消除净化身体里的"督夏"（doshas，即统领所有生物学功能的能量毒素）。男女按照这个疗程净化身体后再行交合，健康未受损的精子就会与健康的卵子交会结合，在健康的子宫产道里徜徉和成长。"（Charaka Samhita Sharirasthana Ch. 8, sloka 4 and sloka 17）

oleation 意思是用精油按摩，sudation 意思是热蒸，pugration 意思是净化。这些都属于帕迦卡玛疗法的治疗内容。

帕迦卡玛疗法的作用和效果

阿育吠陀医学的文摘里关于帕迦卡玛疗法的治疗效果有：

- 提升能量水平
- 改善消化能力
- 降低胆固醇
- 活化和促进下腹部的能量流动和循环，是怀孕、妊娠、生产的必要条件和基础
- 帕迦卡玛疗法能减轻整体压力。诸多记录显示，压力的减轻和消除，能增强生育力，提高健康怀孕、正常分娩、产后康复和婴儿健康的概率。帕迦卡玛疗法可起到明显的排毒和抗氧化作用，根据治疗后的 3 个月测量记录，血清脂质过氧化物的水平，可降低到 10%
- 帕迦卡玛排毒疗法改善血液循环（提高血管活性肠肽，它负责改善血液循环），血液循环和生育力密切相关。帕迦卡玛排毒

疗法减轻身体里的环境毒素，例如内分泌干扰素等等，这也能使产妇的乳汁免受环境毒素的影响

- 研究发现，帕迦卡玛疗法能减轻环境毒素，例如亲脂性的毒物多氯联苯（PCBs）和 β - 六氯环乙烷（亲脂性毒物的积累伴随着内分泌紊乱，抑制免疫系统、生殖系统紊乱，某种癌症和其他疾病等问题）

- 帕迦卡玛疗法还能改善其他健康问题，例如过敏、寒凉、消化、睡眠、循环、背痛、关节痛，它还可以帮助你恢复到正常的体重

咨询医生

如果你计划做深入的阿育吠陀清理，例如帕迦卡玛疗法，建议事先和医生讨论一下，如果他（她）也对这一疗法有所了解就最好了。

（三）实施 10 个步骤期间，继续避孕

建议 10 个步骤实行结束后，才开始准备怀孕，这样你能获得最佳的效果。期间最好使用非激素类的避孕措施。

如果你同时采用某些激素治疗，在改变为其他治疗方式前，也请先咨询你的医生。

激素避孕药

务必了解激素避孕药的副作用，请和你的医生讨论。

激素类的避孕方式

- 避孕丸

- 迷你避孕丸

- 节育环

- 激素避孕贴

- 激素环

非激素类的避孕措施和非激素治疗

以下方法单项使用不能 100% 安全避孕，如果综合使用的话，效果会更有保障。

安全期法，最好和以下的方法结合使用：

针对男性：不同类型的隔离法（屏障法）

　　　　男性避孕套

针对女性：不同类型的隔离法（屏障法）

　　　　女性避孕套

　　　　隔膜（也称避孕隔膜）

　　　　子宫帽

　　　　避孕海绵

针对女性其他可接受的方式，还有其他的有铜质宫内节育器，实际上不含激素的铜质宫内节育器的效果和避孕丸相同。同理，请避免使用激素节育器。

什么是安全期

- 安全期法可以单独使用也可以和其他避孕隔膜或避孕套一起用

- 这个方法是指在月经周期的第 5 到 20 天期间避免性交，就是说在月经期的第 20 到 28 天性交是安全的。基本上，你可以在月经来潮前的 1 周自由性交而无需担心怀孕，这就是所谓的安全期，这期间受孕的概率非常小

- 月经周期的第 1 天是指月经开始的那天

- 来月经的整个期间要避免性交

- 这个方法有效安全的前提是，女方的月经周期是正常而有规律的，月经期不规律的女性不能单一使用这个方法避孕，必须结合其他避孕方式

步骤二　健康的生活方式与适度运动

通过本章你会了解到：

- 有规律的饮食

- 合理营养饮食的益处

- 适度运动

- 备孕的你如何运动

- 充足的睡眠

- 睡眠的重要性和有益于怀孕的睡眠模式

- 充分休息

- 休息、放假、"无所事事"，让身体充电

我们的身体喜欢有规律的生活

健康的生活习惯和有规律的生活作息会改善我们的身体状况，恢复正常的昼夜节奏有助于内分泌和头脑的平衡。越有规律的生活方式，越能提高受孕能力。步骤二建议：以祥和宁静的心情，像个蹒跚学步的小孩需要有规律的生活作息习惯一样。很多人讨厌遵从固定的规律。这里你只需要做那些对你最重要的，有些你可以略过。每次先从一个可行的新习惯开始，而不要试图一下子都改过来。有

规律的日常作息不是为了给生活增加负担或者带来沉闷，而是为了节约时间，增加空余时间。我们的身体喜欢为即将发生的事情做好准备，例如，肠胃习惯在固定的时间摄取食物，时间一到它会自动产生消化酶，如果时间无规律，这些酶和制作酶的功能就会紊乱，不利于消化和吸收营养。有规律的作息习惯能使我们的生理节奏规律化，该吃的时候觉得饿，该睡的时候觉得困，早上醒来精神饱满地去工作和生活。

这种有规律的昼夜节奏对备孕很重要。有规律的生理节奏使内分泌均衡，因为身体程序伴随着昼夜节奏，被激素影响着。随着逐渐建立生活规律和习惯，性激素也日趋平衡。下面是关于建立好习惯的建议，分为四部分：有规律的饮食、适度锻炼、充足睡眠和充分休息。

建议

- 早餐和午餐，吃得最多
- 培养适度锻炼的习惯，不宜多也不宜少
- 多睡，早睡
- 每周有 1 天用来休息，任何时间，只要你想就休息，什么也不做

（一）有规律的饮食

- 早餐吃好吃饱
- 午餐多吃

- **晚餐适量，少吃**

有规律的饮食是最重要的生活习惯之一。食物提供养分使我们精力充沛，当按时吃饭并食量得当时，身体就处在最佳状态去分解和吸收营养。

如果还没给身体恰当的食物就开始一天的活动的话，等于在消耗它，加速它的损坏。所以，每天来个丰盛的早餐，有足够的优质蛋白和脂肪。如果早餐时间还没觉得饿，往往是前一天晚餐吃太多或者吃得太晚了。午餐时享用营养最丰富的一餐，因为那也是你消耗最多最需要营养的时候。晚餐时吃得清淡少量，使胃肠负担少，易于安眠静心。早上醒来时就感觉清新快乐，精力充沛，胃口大开。更多关于饮食的内容可见步骤四和步骤五。

喜悦分享··· 　　　　　温暖的**身体**

　　开始锻炼后我的身体更好了。过去我对锻炼不以为然，现在我们每天散步 45 分钟到 1 小时，经常是在哥本哈根沿河边或者在公园里行走。这个过程很享受，很舒服！

　　　　　　　　——伊莎贝拉·奥利维·利兹（Isabelle Olive Leth）

（二）适度的运动

- 每周 3 次，每次 15 ～ 20 分钟的运动
- 只进行温和的运动
- 运动后你应觉得精力和精神更好了，而不是疲倦

　　科研显示，恰当的运动对生育力有利。运动使身体强壮，精力充沛，有规律的运动能增强免疫力。而运动过量或者太少会损害生育力，对于备孕的男女来说，缓慢而有节奏的适量运动更加适合，最为推荐的是每周 3 次，每次 15 ～ 20 分钟的运动，目的是为了促进循环而又不会因运动过度而损伤身体。当你要参加奥运比赛或高水平的竞技活动时，你往往需要超越极限地增加运动量，但是现在你想要怀孕生小孩，你的身体只需要充电而不是挑战。我们已经发现训练和精子之间的关系。当开始剧烈运动和密集训练后，精子质量出现显著的下降。研究表明：适度的运动，例如水球远比三项全能竞技运动更容易使女方受孕，而超负荷的耐久力运动已被证明会导致精子质量下降。

　　波士顿大学的斯隆流行病学研究中心测试了 2 261 位男士贡献的 4 565 个精液样本，发现精液浓度低和精子活力低与每周骑自行车 5 小时以上有关。

　　同样的方法也用来测试女性生育力。挪威对 3 887 位女性的研究显示，经常运动和爱运动的女性比好静的女性更难受孕，而剧烈运动至筋疲力尽的女性有更多受孕障碍：在运动强度和频率最高的那一组

中，不孕的风险明显提高了。

如何进行适度的运动

不要进行长时间的运动，更不宜做高强度的运动，衡量的标准是能否保持正常的呼吸和说话，强度是运动过后，你不觉得累而是轻松舒服，也要避免竞技比赛和剧烈的运动。

从准备怀孕开始，请不要跑步，尤其是你本来就对这项运动不熟悉时，健身房里的健美项目也不适合备孕阶段的你，对于比赛类和球类运动都应小心避免。

运动太少对怀孕也不利，容易导致肥胖和循环不畅，损害生育力。如果体型过胖，你需要比平时多些运动，但是也不要过度，不宜搞得精疲力竭。

瑜伽是最理想的

根据阿育吠陀传统，经典的瑜伽体式是最理想的锻炼形式，其次是健步走。

经典的瑜伽体式是柔和的，毫不费力的，练习它时每个动作停留10～30秒，不需过度拉伸。如果练习方法正确和轻松得当的话，瑜伽有镇定舒缓、减压的作用。

请不要练习力量瑜伽和热瑜伽，也不要在超过40℃的空间里练习瑜伽，更不要练习费力拉伸和富有挑战的瑜伽姿势和体位，例如，头部倒立、孔雀开屏之类的。

健步走也很有益，轻快伶俐地走起来，自然地摆动手臂，不要背包或者负重。每天在新鲜纯净的环境里健步走 20 ~ 30 分钟，也可以双手各持有 0.5 ~ 1 kg 重的物品，这样能使上半身也得到锻炼。

游泳、跳舞、骑自行车等项目也是很好的，只要是温和适度地进行，而不是竞技比赛。普拉提、太极和一些经典平和的运动方式都有积极的作用。

（三）充足的睡眠和休息

- 早睡早起
- 每晚睡 8 小时或以上

准备怀孕的人需要多休息。有规律的充分睡眠对于身体的节律很重要，睡眠对提升健康的效果是无价的。养兵千日，用兵一时，休息充足、效率高，身体容易产生爆发力。压力是影响两性生育力的重要因素，和缓宁静的生活和一夜好觉对生育力大有助益。身体的自然节律是早睡早起，最好是 21：00—22：00 点之间入睡，早上 6：00—7：00 点之间醒来。阿育吠陀经典里没有 B 型人这一说法，B 型人指那些晚睡晚起的夜猫子。B 型人其实是昼夜节律紊乱了的正常人。如果你习惯了晚睡，刚开始是不容易改为早睡的，可以从提前 15 分钟上床开始，几个星期后，再提早 15 分钟，这样逐步调整就容易些。确保每天睡 8 个小时，甚至 9 ~ 10 个小时，这样你的整个身体系统就得到充分休息和调养。

研究显示：早晨早起可以重建身体的生物钟。试试看，逐步地早点睡，早点起床走到室外，感受清晨的清新和活力。

多休息、休闲、休假

- 每天都安排片刻休息

- 每周里有 1 天完全休息，什么也不做

- 每月里有 1 个周末完全休息，什么也不做

身体需要休整，它需要慢生活、慢节奏。每天都休息片刻，上班时和在家时都是，找一个时间运动一下，活动活动，或者躺下，完全放松休息。常常透过窗户或者走到户外，呼吸新鲜空气。

下班后直接回家，先完全休息 20 ~ 30 分钟，再着手做其他事情，夜里尽量不要考虑工作上的事。

如果你有 2 个小时闲暇时间，不要找机会做新内容、新任务，你可以完全什么也不做，就用来休息。如果有条件，请人熨衣服和刷洗窗户。备孕意味着给予身体充分的休息和润养，让身体功能最大限度地做好孕育准备。

每周里有一天完全休息，什么也不做，是很好的。在你周日的日程表中划个大大的叉，什么也别安排，没有工作，也没有洗熨、搞卫生等等家务，只是休息，省去一些不需要的社交和往来，因为那些不能给你精力和能量。连电脑也不开，手机和电话也关掉放回抽屉里。尽可能地多睡觉，哪怕整天都躺在床上，至少当你感觉身体需要时，就躺下、歇着。阅读纸质书、静坐冥想、散步都是不错的主意，只要是那些能让你开心的，就多做它，然后就是，休息，休息。宁静愉悦的生活可以减轻压力，让你更适合怀孕，也为了迎接孩子的到来而营造祥和的家庭气氛，这一切是逐渐积累、慢慢培育的，是无法临时打造和堆砌的。

　　当生活中几个固定的习惯建立起来后，我觉得棒极了！过去我并不知道我的生活需要这些固定的习惯，现在它使我的生活更容易安排和规划。当我开始早睡早起后，我的睡眠明显变好，睡的时间也长一些。还有一件好事是，在电脑前工作的我，有时小小的片刻休息使我感觉很好，不像以前我会在电脑前坐很久，浑然忘我地沉浸在工作中，现在我感觉有时走动一下离开电脑是很必要的。每星期都放假对我就很难做到，因为我太忙了。和我的伴侣在大自然中散步变成了我们的重中之重，这让我们感觉清新快乐。一点一点，我们变得更加健康愉快了。

　　　　　　　　　　　　　——雅科波·迪尼森（Jacob Dinesen）

步骤三　膳食补充

通过本章你会了解到：

- 助孕组合餐

- 自制助孕组合餐，每天早上服用。由天然食品组成，都是为身体做更好的怀孕准备而设

- 叶酸

  计划怀孕的男女都应知道维生素的重要性

- 天然优质的油

  必要的脂肪酸能使内分泌均衡。学习、了解优质的油

- 香料牛奶

  每天饮用加入特定香料的热牛奶，在孕前就滋养你的身体，配方包含香料和健康元素

启动滋养原则

记得在步骤一我们提到，古老的阿育吠陀传统对备孕、助孕有两个相反的原则，清理和重建。

1.清理原则：清理身体，清理和排出体内废物、毒素。

2.重建原则：滋养身体，吸收和储存营养。

步骤一已经阐述了清理原则，如果你已经按照它做完一些内容和步骤，说明你已经完成了清理阶段。在你开始步骤三之前，请停止使用步骤一的膳食、香料、草药和饮料等。

现在你准备开始步骤三——滋养原则，重建健康身体和存储营养。这部分的食谱都是用于强化和滋养你的身体的，尤其能滋养生殖组织。

补充营养，滋养身体

步骤三的营养膳食都是用于增强营养，提升男女双方身体的可孕能力。从现在开始，你们双方可以持续使用步骤三的饮食，甚至一直到停止避孕。对于女方，这些膳食计划对妊娠期和哺乳期都大有帮助，在停止哺乳后的身体恢复期都适用；对男方而言，可以长期使用，对常年的身体健康均有助益。同时，你们所使用的这些膳食计划和内容，建议你告知你的医生或保健护理专家，因为当他们全面了解你所做的、所吃的，对你的护理会更加周到和安全。

建议

- 早餐前，服 1 片叶酸。叶酸可以在药店买到，或者由医生开
- 每天喝一点亚麻籽油
- 每天喝香料牛奶

助孕组合餐

健康的膳食补充品能帮助身体调整到良好的备孕状态。这些原料组合富含营养，给你提供丰富和健康的蛋白质、有益脂肪、益生菌、维生素、矿物质和微量元素，等等，都是对生育力有助益的。

天然的是最好的

- 助孕组合餐里的所有原料都是天然的
- 研究显示，把营养补充品加入日常饮食中，容易使营养成分发挥最大的效果
- 药丸和药片制剂里的营养成分是孤立、分离的
- 只有当医生认为你需要时才服用药丸或药片类型的营养补充品
- 由于叶酸对备孕和怀孕期很重要，为了保险起见，叶酸需要专门补充，后面还会加以说明
- 本书建议的用量不会导致过量

下页表格显示食用组合餐里的食品可获得的维生素和微量元素。

助孕组合餐的营养成分表

品　　种	用量	营养素 / 成分
小麦胚芽碎末	1 汤匙	矿物质，特别是铁、钙、钾、镁、磷酸盐、铜、锌、锰、硒、铬、碘、镍；优质蛋白质；维生素 B 族、维生素 E、维生素 K；优质脂肪酸：ω-6、ω-9、ω-16；纤维素
酸奶油或酸奶（凝乳在室温下容易消化，从冰箱取出先放置 10 分钟再用）	100 mL	富含优质蛋白质；维生素 A、维生素 B、维生素 C、维生素 D、维生素 E；矿物质，尤其是钙、钾、镁、磷酸盐、硒、碘；使内脏更健康的益生菌，能强化免疫系统；优质脂肪酸，特别是 ω-16
混合的月见草油和亚麻籽油（或者每种各 1 汤匙）	1 ~ 4 汤匙	优质脂肪酸，特别是 ω-3、ω-6、ω-9、ω-16、ω-18（亚麻籽油含有最丰富的 ω-3）；丰富的维生素 E
新鲜的蓝莓果或者速冻的解冻后使用	1 ~ 4 汤匙	抗氧化剂、花青素；维生素 A、维生素 B、维生素 C；矿物质，特别是钙、钾、磷酸盐、锰、碘；纤维素
未加工、未加热的蜂蜜（如果患有糖尿病，请不要放蜂蜜）	1 茶匙	有抗菌剂和抗氧化剂特性；维生素 B_6、硫胺素（维生素 B_1）、核黄素（维生素 B_2）、泛酸（维生素 B_5）、叶酸、烟酸、色氨酸；矿物质，尤其是钙、钾、镁、磷酸盐、铜、锌、锰、铬、镍、硅；75 种以上的糖
酵母片（不是啤酒酵母）	1 汤匙	纤维素、蛋白质、钠、维生素 B_1、维生素 B_2、维生素 B_3、维生素 B_6、维生素 B_{12}、叶酸、硒、锌
蜂花粉（颗粒）	1 茶匙	膳食纤维、维生素 B_1、维生素 B_2、维生素 B_6；矿物质：钾、钙、镁、锌、铁、锰、铜；研究还发现有抗发炎作用

女性应增加的营养成分表

芝麻仁（最好是黑芝麻仁）	1 茶匙	膳食纤维，维生素 B_1、维生素 B_2，叶酸、色氨酸；矿物质，特别是铁、钙、钾、磷酸盐、铜、锌、硒、铬、镍；优质蛋白质；优质脂肪酸：ω-6、ω-9、ω-16、ω-18；不含胆固醇
椰子（新鲜的或者干片）	1 茶匙	膳食纤维、矿物质，特别是铁、钙、钾、镁、磷酸盐、铜、锌、硒、铬、碘、镍；优质脂肪酸：ω-6、ω-7、ω-8、ω-9、ω-10、ω-12、ω-14、ω-16、ω-18、ω-20

如何准备和调配助孕营养餐

将以下的原料在一个碗里混合起来：

- 1 汤匙麦片

- 半杯酸奶，先从冰箱里取出放置 10 分钟，因为凝乳类在常温下更容易消化

- 2 汤匙优质油，最好是混合的月见草油和亚麻籽油

- 1 汤匙蓝莓，新鲜的或者冷冻的解冻后使用

- 半汤匙天然的蜂蜜（糖尿病者不用）

- 1 汤匙酵母片（非酿酒用的酵母）

- 1 汤匙蜂蜜花粉

如何食用生育力营养组合餐

- 当作早餐来吃，不要和牛奶同食

- 早餐里有黄油或纯化黄油、奶酪、乳脂和鸡蛋的话，也可以和早餐一起吃。但是如果有牛奶，则不要和早餐一起吃

- 如果早餐有牛奶，则应在早餐后 2 小时再吃助孕组合餐

不可缺少的叶酸

计划怀孕的男女都需服用维生素 B_9 补充片，也就是叶酸，它是备孕所需的基本元素。为了保证这个元素摄取，建议服用叶酸补充品，可以从药店买到，根据说明书或者医生建议的用量服用。有关叶酸的其他信息后面还会提到。

优质脂肪酸

男性女性都需要植物性的脂肪酸，其富含重要的脂肪酸精华和维生素 E。这些油可以调节男女的内分泌，使内分泌保持正常与平衡。亚麻籽油富含 ω-3 脂肪酸，对提高男女的生育力大有功效，也能明显提高男性的精子质量。月见草也富含 ω-3。在生育力营养组合餐里，每天每种各用 1 汤匙（即使未使用助孕组合餐，仍可以直接服用 1 汤匙这两种油，或者拌在沙拉里和其他食物里吃。也可以与其他酱料拌在一起食用）。

谨慎使用维生素补充品

如果你使用了加强型的维生素 A、维生素 D、维生素 E，请及时向医生咨询，因为过量服用这些维生素可能会对胎儿造成伤害，例如：

- 预防和治疗粉刺用的高剂量维生素 A 处方
- 富含高剂量维生素 A 的面霜
- 高剂量的维生素药丸，包括从网上或者其他国家购买的
- 富含高剂量维生素 A、维生素 D、维生素 E 的鱼油

如此种种的维生素补充品，均应在咨询医生后使用。

避免使用鱼油和磷虾油

基于以下原因，建议避免使用鱼油和磷虾油。尽管鱼油含有丰富的 ω-3 和 ω-6 脂肪酸，遗憾的是，从鱼类提取的油往往也含有环境化学污染物（多氯联苯）、工业废物（二噁英）和重金属（汞），这些

东西对大人小孩均有害。研究表明：有孕育障碍的男女中，食用鱼类多的人，血液中的汞含量高于其他人。

- 也有其他的研究提出，鱼类的效果和作用并没有以前认识中的那么好，鱼油中的 ω-3 含有的必需脂肪酸 α-亚麻酸的含量也只是很小的数值，相比之下，亚麻籽油中的 α-亚麻酸含量则丰富得多
- 鱼油容易腐化，尤其在胶囊里的
- 当今鱼油的生产过程也是高度工业化的，为了清除鱼油中含有的工业污染和重金属，工厂采用了化学方式来处理
- 鱼油中含有大量的应激激素。当鱼被捕捞后，它们在渔网里、在甲板上不停挣扎，以争取更长的生存时间，这个过程分泌出大量应激激素，因此鱼油也充满着应激激素
- 同时，鱼油含有 3 种脂溶性维生素 A、维生素 D、维生素 E，如果过量的话会损害胎儿

因而，当计划要怀孕时，尤其注意谨慎使用鱼油，多用植物性的油会更安全和健康，例如亚麻籽油和月见草油。

关于鱼类的研究资料

很多研究显示，鱼类在被捕后会分泌出大量应激激素，如肾上腺素和去甲肾上腺素。据兽医描述，当动物感受到威胁时，它们就开始出现应激反应，下丘脑－垂体－肾上腺轴（HPA 或 HTPA 轴），也被叫做边缘系统－下丘脑－垂体－肾上腺和糖皮质激素（皮质醇和皮质酮）开始分泌激活。正如波士顿的普雷斯科特海洋实验室仔

细测验后发现：鳕鱼被捕时，血红素浓度升高，皮质醇、葡萄糖和乳酸的浓度也显著升高。科学家还测试过，即使鱼被抓然后很快被放回水里，它们仍然分泌出大量的压力激素。

香料牛奶（加入特定香料煮过的牛奶）

用牛奶做成的香料牛奶能提供给身体所需的健康蛋白质和其他养分，为备孕做储备。牛奶含有各种维生素和钙质，还有矿物质。香料牛奶还可以防止对甜食、巧克力等垃圾零食的上瘾。椰枣和杏仁营养丰富，也能增进香料牛奶的营养成分。和冷牛奶相比，香料牛奶经过煮沸更容易消化。如果单独喝它，应在每餐前后间隔 1 ～ 2 小时饮用。步骤四还会介绍健康脂肪对身体的作用。

制作香料牛奶

- 2 ～ 3 杯有机全脂牛奶
- 半杯小豆蔻
- 2 ～ 3 瓣藏红花（也可以用花的碎末）
- 5 ～ 10 粒杏仁，稍碾碎
- 5 ～ 6 粒椰枣
- 1/4 汤匙提纯黄油或不含盐的黄油

以上全部放入奶锅，煮沸后关火起锅就可以享用啦。因为煮沸的过程很快，需要全程照看，避免溢流出锅外。

饮用香料牛奶

- 就像喝 1 杯冰沙一样，和所有的原料混在一起喝掉

- 也可以不混合，先用勺子把杏仁和椰枣碎粒舀出吃掉，接着再喝掉牛奶

- 和正餐分开，最好和正餐间隔 1 ~ 2 小时后单独食用香料牛奶，有利于对这些成分的消化吸收，因为里面的营养很丰富

- 可以把它当作两顿正餐之间的零食

- 也可以在早餐时当作小早餐先喝，然后在小早餐和午餐之间把足份的大早餐和助孕组合餐一起吃

提纯黄油

液体黄油也叫酥油（Ghee），这里统一称印度酥油，可以在有机店里买到或者自制。如果买，要买装在玻璃瓶里的，不买装在金属罐头里的，因为罐头的重金属和其他物质容易融进酥油里。自制提纯黄油也很简单。提纯黄油能平衡内分泌系统和滋养整个身体。因为脂肪帮助堆积激素，所有孕育类的激素都由胆固醇经过酶转换而成，所以脂肪不可缺少，尤其备孕时。提纯黄油可以用在香料牛奶里和其他各种菜肴的烹饪中。

自制提纯黄油

- 在耐热平底锅里放上有机无盐黄油

- 一直用低温小火加热，待黄油慢慢融化，保持 1 ~ 2 小时而未达

　　到沸点

- 底部慢慢形成白色的蛋白质渣子（干酪素）沉淀物

- 同时，里面的水分开始蒸发，冒起一些小泡泡

- 泡泡全部冒完没有了，就可以关火了。沉淀物的颜色可能是白色或有点焦黄

- 待凉后，用滤纸或者筛子把金黄色透明的油过滤分离出来，剩下的凝乳状的固体渣子可以倒掉

如何保存提纯黄油

　　准备一个玻璃容器，洗净，用开水热烫过，搽拭干净，将纯化黄油装入。在冰箱里可以保存 2 ～ 3 个月。每次取用都用干净无水的汤匙。

喜悦分享···

　　我的女友很勤快，早上醒来后，我可以赖床，她直接起来给我们做香料牛奶。稍后我起床，我们两个就坐在床上喝这美味的热牛奶，接着我们才洗浴，2个小时后我们开始吃平时的早餐。不过，慢慢就变成我争着先起床煮香料牛奶，再之后，我们两个轮流起来煮牛奶然后一起喝。这变成我们之间很温馨惬意的惯例。刚开始，我们都不喜欢香料牛奶，觉得味道有点怪，但是慢慢就觉得越来越好喝，以至于后来我们都不明白为什么开始时我们不喜欢它，现在没有它反而觉得不习惯了。现在我们晚上也喝它，它变成我们每天饮食中的必需品，我们由衷地高兴能有机会接触并饮用它。

　　　　　　　　　　——雅科波·迪尼森（Jacob Dinesen）

步骤四　滋养全身的易孕饮食

通过本章你可以了解到：

- 有机食品

  新鲜的有机食品可提供多种维生素、矿物质、抗氧化剂，可抗
  自由基。这对于怀孕前的准备尤其重要

- 健康蛋白质

  怀孕前，身体需要健康和利于消化的蛋白质。宜多吃豆类、坚
  果、种子类、全谷类和奶制品

- 健康脂肪

  脂肪帮助生产激素，了解如何从植物类的食品和奶制品中获取
  脂肪酸

- 水果和蔬菜

  了解水果蔬菜对生育力的作用，哪些会对生育大有助益

滋养身体细胞

食物是与生育力有关的重要元素。步骤四的饮食计划是为了滋养
全身的细胞、组织和各器官；步骤五是专门滋养生殖组织的。

小调整、大功效

这里建议的食物可能和你目前食用的有很大不同。不过，你不必每样都遵从。请记得，四两拨千斤，小调整有大功效。你也可以先从建议开始，等有时间再一一细读，选择那些最吸引你的，然后一步一步地采用书里的方法，逐步地改变。对妈妈和宝宝来说，持续地用步骤四、步骤五的方法都是有积极作用的（对女方而言，可以在孕前、孕中和生育后持续使用），也可以全家一起享用，这些饮食计划对男女双方在各年龄阶段都是有益的。

如何实践步骤四

分为两部分：首先，为什么和如何食用新鲜有机食品；其次，如何选用食物，什么是适宜多吃的和需要避免的。

听从你身体的感觉

所有的建议都是通用的，倾听你自己的身体需要。只做那些让你身体感觉好的。如果你患有一些病症或你有新陈代谢、血糖、消化、肝脏、肾脏方面的问题，在你使用这些新饮食计划前，最好先询问你的医生。

建议

- 食用新鲜、有机的食物
- 多吃豆类，黄豆、豌豆、扁豆等，少吃肉

- 把低脂奶制品换成全脂奶制品

- 多吃水果和蔬菜

（一）食用新鲜有机食品

重要的是要吃新鲜制作的食物，以避免食物中的自由基。自由基可以使一个苹果切开后短短几小时内变成黄褐色。在人体中，自由基是一系列分解过程的一部分，这些过程对细胞和生育力是有害的，这种损伤从食物烹饪就开始了。如果把煮熟的食物保存到隔天，或者冷藏起来第二天解冻加热，就会产生更多的自由基。如果把新鲜采摘的蔬菜、水果和干果冷藏或室温存放，则不会产生自由基。食物里的抗氧化剂可以降低自由基的产生，不过想完全避免，只能食用新鲜采摘的，煮好即吃，一次吃完。

很多研究显示，自由基损害生育力。例如，俄亥俄州的人类生殖研究中心的研究团队发现：自由基对精子质量和授精能力有负面影响。对自然受精或辅助受孕（人工授精）的案例而言，高含量的自由基往往伴随着低受精率。

抗氧化剂可以降低自由基，所以备孕者需要多吃富含抗氧化剂的食物。下面会介绍富含抗氧化剂的健康食品。

如何避免自由基

- 食用新鲜生产、制作的食物和饮料

- 避免吃剩的隔餐饭菜，不吃存放冰箱后重新加热的

- 不买、不吃超市里已经做好的成品或半成品食物

- 不使用微波炉

- 食用有机食品

- 多吃含有抗氧化剂的食物

享用有机的食物

吃喝都尽可能食用有机食品，因为有机食品含有更多的抗氧化剂、维生素、矿物元素和其他多种营养成分。非有机种养的食物往往含有多种化学物质，例如，农药里含有内分泌干扰素、生长激素或催熟剂。而有机食品里没有添加剂，也不含转换脂肪酸、人工色素、防腐剂、调味剂、代甜剂、工业化食物等等，这些林林总总额外添加的物质容易损害健康，干扰了对生育能力很重要的内分泌平衡，也造成忧虑和焦躁，进而影响生育力。这些添加物质普遍存在于各种维生素丸、营养素补充品、瓶装饮料、甜食、饼干、超市冰柜里的成品食物和工业生产的面包里面。

最后，选用有机产品可以避开转基因食品。非有机食品有些含有基因改造成分。有些科学家认为转基因技术可导致基因变异和破坏生殖组织，从而损害胎儿。当然，这还有待继续研究。

避开转基因产品的最简单方法就是选用有机产品。在俄罗斯，研究显示，用转基因食品喂养的仓鼠丧失了生育能力，它们没办法孕育后代。此外，研究发现：第三代仓鼠开始嘴里长毛；用转基因大豆喂养的小老鼠，生育后代的数量和个头都比普通喂养的老鼠小。其他研究记录也表明：用转基因大豆喂养的成年老鼠生下的幼鼠，存活期不

超过 3 个星期。这些实验结果基于一定条件，仅供参考。

热食和热饮

避免冷食和冷饮。冷冻食品减慢食物在胃肠里的蠕动，增加消化系统的湿浊。只吃热的或室温的食物，不要食用加冰或者冰镇的饮料和食品。

避免使用微波炉

如果目前为止微波炉是你厨房的常用物件，请停用它。使用微波炉加热或烹调可能会改变食品的分子结构，简单说就是可能造成食品的生物智能（气）不复存在。

研究说明，微波炉加工的食品：

- 营养价值降低

- 增加患病风险

如何处置微波炉：

- 把它赠送出去

- 送到回收站 ③

- 改用烤面包机加热面包和三明治

- 用一种小型的台式烤炉替代微波炉，而且加热食品的速度比传统烤炉更快

---

③ 欧洲各国对电子电器的废弃处理有明文规定，只能由指定的渠道回收。

（二）健康的蛋白质

10 个孕育步骤的目的是增强和生成新的组织机能，提升健康体质。下面介绍各种含有健康和易于消化的蛋白质的食物。

"哈佛健康喂养研究"项目跟踪了 18 555 个已婚难孕的妇女，她们在过去的 8 年中尝试怀孕，发现以动物性蛋白摄入为主的，包括鸡肉和瘦肉，因无排卵而不孕的风险增高；以摄入植物性蛋白为主的人群，如豆荚、小扁豆和坚果，则有积极的增强怀孕概率的作用。

豆科植物

各种干的豆类（豆荚、小扁豆、豌豆）需在头一天晚上浸泡，根据包装上的使用提示，冲洗干净后，煮到熟软，在水里加一点提纯黄油、盐和其他香料。下面是容易消化的豆科植物：

- 青豆，也叫四季豆
- 鹰嘴豆
- 绿色或黄色的豌豆
- 红色、绿色、黄色或褐色的小扁豆
- 去皮的淡黄色绿豆

没列出来的豆类，例如芸豆（腰豆）太硬难消化，容易使身体紧绷。

如何制作鹰嘴豆泥

- 取 500g 鹰嘴豆洗净，用水浸泡过夜
- 第二天换水煮 1 个小时
- 加 4 汤匙橄榄油、3 汤匙芝麻酱、2 汤匙小茴香籽、半汤匙矿盐、1 杯水
- 把以上食材混合起来制成膏状的酱
- 如果太稠或者太干，再加一点点水即可

奶制品

奶制品是重要的健康蛋白质来源。后面会介绍两个可在家里自制的奶酪配方。

坚果和谷类

在面包和谷物食品中使用坚果或种子，也可以把它们洒在温热的食物中。在食用它们或者制作它们之前最好先浸泡在水里，利于消化和对营养的吸收。你也可以把它们放在烤箱里以 100℃加热 2 小时，然后放在沙拉、面包或者牛奶谷物粥里。

坚果和种子

- 各类坚果，如榛子、核桃、腰果、开心果和巴西坚果（也叫鲍鱼果）
- 避免食用花生，因其含有的甲状腺肿原会影响甲状腺和干预代

谢类的激素，最终影响生育力

- 杏仁

- 各类种子，如松仁、芝麻、葵花籽、南瓜籽

- 在有机食品店里，可以买到不同种类的坚果黄油、种子黄油，
  例如南瓜籽黄油、葵花籽黄油、杏仁黄油，涂抹在面包上非
  常有营养

营养全面的全谷类

身体也需要全谷类食物。全谷指是保留麸皮、胚芽和胚乳的谷物，如糙米、小麦、大麦等未经精磨脱麸的谷物（相对精米、精面而言），因为很多营养素保存在胚芽和壳里。全谷富含优质蛋白、膳食纤维、矿物质、微量元素和维生素，尤其是维生素B。

食用自制的全麦面包、面条，用全谷物或磨碎的全谷物粉来煮粥、煨汤、炖菜，同时加入部分坚果或种子，例如芝麻、葵花籽、腰果各1汤匙。最理想的有助于生育力的谷物是大米、各种小麦和藜麦（在下文加粗提示）。许多全麦谷物可交替食用：

- **小麦**

- **二粒小麦**

- **小米**

- **碾碎的干小麦**

- 黑麦

- 燕麦

- 大麦

- 玉米

- 卡姆小麦

- 紫苋籽

- 荞麦

- **藜麦**

- **硬小麦**

- **大米（粳米）**

哈佛的研究人员发现：增加摄入碳水化合物含量高的食物（意大利面、面包和蛋糕）和膳食中血糖负荷高的（糖）食物，会伴随着更高的不孕风险。研究人员还建议，计划怀孕的女性应减少精制食物的摄取量（精面、白糖等），这对于生育力的提升有利。

（三）健康脂肪酸

脂肪对于渴望孕育的男女来说，是身体里必不可少的基本元素。如前文所述，生育激素由脂肪构成，为了生成和维持内分泌均衡，保有足够的健康脂肪变得相当重要。

"哈佛健康喂养研究"项目发现，摄入反式脂肪（不良脂肪）、动物性蛋白和含糖高的碳水化合物（如精白糖和精面）会损害生育力；反之，研究也证明，摄取不饱和脂肪、植物性蛋白、低糖碳水化合物（全谷类）、多纤维和全脂奶制品等有益于提高生育力。

来自植物的优质脂肪酸

从植物中摄取优质脂肪酸很重要，优质植物油含有丰富脂肪酸和维生素 E，这些植物性的脂肪还是很好的抗炎剂和抗氧化剂。

富含优质脂肪酸的植物：

- 橄榄
- 牛油果
- 新鲜椰子和椰子片
- 芥花油和芥末油
- 冷榨椰子油
- 橄榄油
- 磨碎的亚麻仁
- 坚果、杏仁和种子

奶制品

奶制品是健康蛋白质的重要来源，它富含有益于生育的健康脂肪。哈佛大学的研究项目发现：食用全脂奶制品的妇女明显生育力更高，而食用低脂奶制品的则生育力较低。虽然这个研究针对女性，有些科学家们相信，同样情况对男性也存在。如果你是肉食者，则应尽量少吃奶酪、黄油和乳脂；如果你很少吃肉，则可以适当吃些奶酪、黄油和奶油，但仍需有所节制，不宜多吃。

"哈佛健康养育"项目显示：有机全脂奶制品，例如全脂牛奶、白软干酪和各种硬干酪对生育力有益；反之，低脂奶制品，例如低脂和脱脂牛奶可损害生育力（摄入过多低脂奶制品容易增加不孕不育症的风险，而食用全脂奶制品则可降低这一风险）。

食用健康的奶制品

- 煮过的，温热的有机全脂牛奶
- 有机奶油
- 提纯黄油或普通黄油
- 奶油干酪
- 酸奶干酪
- 乳清
- 新鲜味淡的硬干酪
- 自制奶酪

经过选择的好奶酪

最好避免食用凝乳酶做的奶酪。凝乳酶是从牛犊的胃内膜里提取的酶化剂，很难消化。最好是含酵素或益生菌的干酪。连有机奶酪在内，仅有少数的奶酪不含凝乳酶，例如，马苏里拉奶酪、酸奶干酪、羊乳干酪和部分有机硬干酪等等。最好仔细阅读包装或者询问店员哪些是不含凝乳酶的奶酪。你也可以试试自制奶酪。

5 分钟自制奶酪

这里介绍两种可以在家里自制的健康奶酪。作为店购以外的选择，这两款奶酪富含优质脂肪和蛋白质，能提供额外的乳清蛋白，现做现吃，暖热新鲜。

自制软香的印度奶酪

- 1L 的全脂牛奶，在奶锅煮沸

- 加入 3 ~ 4 杯酸奶或酸乳酪

- 保持同样的温度在锅里煮几分钟

- 保持软稠适中，不太浓也不太稀，不太软也不太厚。何时从炉子上端下奶锅是一门艺术，你需要多试几次，掌握火候

- 将奶锅里的混合物过滤

- 倒出的液体就是健康的乳清蛋白，需要趁其温热新鲜的时候喝完，不宜隔夜

- 剩下的固体物就是软香美味的印度奶酪了。可以在冰箱保存数天

- 印度奶酪适合夹三明治或作为主餐的配菜

自制酪乳干酪

- 1L 酪乳放在一个平底的深锅里，用小火慢慢加热，尽量不要让它沸腾，一直保持慢火直到它出现分层

- 从炉子上取下倒入碗里，放着等它变凉

- 过滤

- 倒出的液体就是健康的乳清蛋白，需要趁其温热新鲜的时候喝完，不宜隔夜

- 剩下的固体物就是酪乳干酪了

- 酪乳干酪可用来夹三明治或与其他餐食搭配食用
- 酪乳干酪在新鲜温热的时候味道最好

适量的蛋类

如果需要蛋白质，可以大量吃豆类，例如鹰嘴豆泥，也可以从蛋类和奶酪中获取，适量范围内的蛋类可以接受，例如每周 2 ~ 3 个鸡蛋。最理想的是从没有使用公鸡配种的农场买鸡蛋，这样鸡蛋里没有胚胎，也一直不会长出胚胎来，你可以得到纯粹的蛋白质。

（四）蔬菜

本书第一章曾提到，生育力低最常见的肇因是生殖组织发炎和精子质量低，例如子宫内膜异位症和多囊卵巢症等等，所以多吃含有抗炎性能的食物来提高生育力尤其重要，例如有机蔬菜和水果。

你需要大量的蔬菜，其含有丰富的维生素、微量元素、抗氧化剂和消炎剂，身体会自行吸收这些营养物质并修复和重建身体的整体状况。用煮、烤、蒸或轻微油煎等方式熟吃更容易让身体吸收营养素。比生吃要好，这个做法适合几乎所有蔬菜，除了青瓜、西红柿、球芽甘蓝、牛油果和一些绿色沙拉菜适合生吃外。蔬菜不必煮很长时间，在炒锅加点油，以小火轻煸嫩煎就好。如果要高温煎炸，就用冷榨压制的椰子油、黄油或提纯奶油；如果以低温煎煮的，可以用橄榄油或菜籽油。

绿色蔬菜

绿叶蔬菜对生育力有非常重要的作用。它们包含很多必要的维生素和抗氧化剂，特别是含有叶酸，它是胎儿神经系统发育必不可少的元素。此外，绿叶蔬菜还富含钙、铁、维生素 C 和维生素 K。

在你的菜单中加入这些蔬菜

- 菠菜
- 小茴香
- 细香葱
- 香芹
- 红菜苔
- 西兰花
- 新鲜香菜
- 新鲜紫苏

其他蔬菜

显然只食用绿叶菜还不够，你还需要摄入红、黄、白等多种颜色的蔬菜，尽可能地多食用种类丰富的蔬菜，以下蔬菜也是很好的选择：

- 甜菜根
- 芹菜
- 土豆
- 萝卜

- 菜花

- 芽甘蓝

- 紫甘蓝

- 西葫芦

- 南瓜

- 紫茄子

- 大葱

- 西红柿

- 青瓜

- 牛油果

适合女人的胡萝卜汁

- 鲜榨胡萝卜汁对女性生育力大有益处

- 它含有胡萝卜素

- 胡萝卜素是维生素 A 的基本物质，也叫维生素 A 原

- 在女性体内卵巢里包围着卵泡的液体（卵泡液）含有胡萝卜素成分

- 胡萝卜素在卵泡液里扮演着抗氧化剂和维生素 A 的前身的作用，它对卵细胞的功能很重要。维生素 A 也对男性的生殖组织有重要的作用

关于蔬菜，再多说一点点

各种蔬菜水果对生育力的好处数不尽数。调查表明，那些难孕夫

妇食用蔬果比平均值少。

某些蔬果成分有助于提高身体的整体循环，特别是腹腔里的生殖组织区域，它能提高男女双方的生育力。蔬果里的抗氧化剂含量很高，它的生物活性成分也有助于减少炎症。有些蔬菜里含有的花青素，能消减生殖组织中的炎症，助力生育力的改善（在怀孕障碍的情形中，炎症环节最常见，例如子宫内膜异位症、多囊卵巢症和精子质量低弱等）。蓝莓、黑莓等深色的莓类水果富含花青素，可多食用。

（五）享用健康水果

多汁香甜、自然成熟的水果对生殖组织很好，也富含维生素、抗氧化剂和防发炎剂，它们还帮助身体保持体液平衡。吃法可以很多，趁新鲜直接吃、加入餐食中、放在麦片粥和面包里、做果酱，或者在烤箱里烤干做成水果干。

多吃这些水果

- 芒果
- 香蕉
- 李子
- 桃子和梨
- 瓜和葡萄
- 各种莓果

干果

干果充满营养，它们能刺激和平衡消化吸收。食用前先浸泡，可以煮或烤，作为面包或者食物的部分原料。

享用甜干果

- 枣

- 无花果干

- 西梅干

- 葡萄干

（怀孕准备期间，杏干和李子干酸性太大，不建议食用）

带香蕉和干枣的备孕零食

两人份的配方：

- 2 个香蕉，切成小片

- 放入平底锅，加入半汤匙黄油或提纯黄油和 1 汤匙碎椰子片

- 加入 15 粒腰果和 6 个干枣（切小粒）

- 洒入肉桂粉和小豆蔻粉（新鲜研磨的最好）

- 用低火稍微加热几分钟，有一定的热度就可以，不必太热或煮沸

- 最后洒一点点烤过的榛子末

香料

香料能促进食物在体内加工和消化的过程。对生育力有利的是甜

而温和的香料，适宜选用下列 4 组中的第 1 组。这些香料含有矿物质、微量元素，可以预防身体积液潴留。这些香料能刺激消化和均衡身体循环，也为食物增添美味。

4 组香料

1. 甜味、易消化的：丁香、肉桂、小豆蔻、姜黄和香草。

2. 淡味、易消化的：香菜粉、小茴香粉、孜然粉、肉豆蔻和整粒香芹蓿或者碎末。

3. 味重的、可消化的：白胡椒、黑胡椒、牛角椒、红椒、姜、小红椒、芥菜籽。

4. 温和淡味的绿香料：百里香、牛至叶、迷迭香、罗勒、新鲜的香菜。

减少或避免这些

精制食品营养变少，快速碳水化合物的制成品会干扰血糖水平，导致体能、体力不稳定，尽量少摄入这些食品：

- 精白糖、白面粉（常见于调味酱、意大利面条或面粉中）
- 砂糖结晶
- 工厂生产的蛋糕
- 工厂生产的面包

避免或减少食用肉类

肉类可显著降低生育力。研究证明，常吃肉类的女性患不孕症的概率增加 1/3。科学研究指出：肉类特别是瘦肉会抑制女性生育力，有些科学家认为对男性也存在同样影响。研究表明：通过植物获取蛋白质的女性生育力增强。

享受更多的无肉日（素食日）

可能的话，降低肉类摄取或者完全不吃肉。许多人发现，在无肉日里，他们的消化增强了，身体也轻盈清爽了。

研究表明：各种肉类（尤其是瘦肉）明显减低男女双方的生育力。有些非有机的肉类更是含有残留抗生素，直接损害男性精子质量。很多农场为了避免疾病和增加产量，定期给动物喂养抗生素，在禽类和鱼类的养殖过程也同样常见。

所以，总的来说，最好少吃肉，代之以蛋乳素食为主。

两人份的助孕午餐 ④

1. 加入芝麻、葵花籽和核桃仁的米饭
2. 奶油豌豆酱和新鲜的香菜。
3. 白菜花和加了葡萄干的土豆。
4. 芦笋配白软干酪和牛油果。

助孕午餐配方和烹调

两人份糙米饭：

---

④ 这些菜谱仅供参照，选料均出自助孕食材品种，读者可以根据自己的口味调试不同的组合，烹出自己专有的助孕美食。

- 3 杯水
- 1 杯半糙米
- 1 汤匙芝麻
- 1 汤匙核桃仁
- 半汤匙葵花籽
- 半汤匙盐
- 半汤匙黄油或提纯黄油

将水煮沸，加入糙米、盐、芝麻、坚果和谷物等继续煮，烹煮的时间根据米的品种或参照包装上的提示确定。煮好后关火，不开盖保持 5 分钟，然后加入黄油搅拌即可。

奶油豌豆酱和新鲜的香菜

- 1 杯青豆，新鲜或冰冻的都可以
- 1 杯水
- 半汤匙矿盐
- 1 汤匙奶油
- 1 小撮香菜，洗净切碎

将水煮沸，加入豆、盐、奶油，继续煮沸后保持半分钟，然后全部倒入搅拌器拌匀，最后加入新鲜的香菜点缀。

白菜花和加了葡萄干的土豆

- 3 ~ 4 个中型土豆
- 半个白菜花切小块

- 1 汤匙黄油或冷榨椰子油

- 半汤匙泡软的葡萄干

- 1 汤匙西芹

将土豆煮熟，切成小方块备用。用小火将黄油加热，把白菜花加入煎熟至金黄色。然后加入土豆块、香料、葡萄干和半汤匙水拌一下，关火后继续焖 5 分钟，起锅后加入切碎的西芹加以点缀。

芦笋配白软干酪和牛油果

- 6 根绿芦笋，去皮、切片

- 1 汤匙白软干酪

- 1 个牛油果

- 半汤匙矿盐

把牛油果捣碎，加入白软干酪和矿盐。将芦笋片蒸熟，把所有的拌在一起，趁新鲜温热时享用。

　　培养新习惯，开始改变饮食真是充满挑战。还好，当把这些新习惯和饮食加入到每天的生活中后，我们享受到了它的益处。我们并没有全部使用书里的建议，不过每天都把一小点加入到我们的生活中，一点点、一步步地，逐渐过渡到了全新的生活节奏和习惯中。

　　　　　　　　　　——伊莎贝拉·奥利维·利兹（Isabelle Olive Leth）

步骤五 改善生殖组织的饮食

通过本章你会了解到:

- 滋养你的生殖组织,专门多吃一些食物能使男女双方身体的生殖组织得到额外滋养,如西兰花、杏仁、枣等
- 和谐愉快的用餐氛围
- 平静轻松地进餐可助孕,当你的心情平和放松时,你的身体自然能消化吸收得更好,还能自动地修复元气
- 维生素和矿物质
- 各种维生素和矿物质如何优化和提升精子和卵子的质量
- 体重和生育力
- 核实一下你的体重,过瘦和过胖都有可能损坏生育力,用一些温和的方法恢复正常体重
- 在步骤四关于增强身体整体生育力的饮食建议基础上,步骤五是专门针对身体的生殖组织的饮食建议,给男性、女性的都有。同时,这章教导如何恢复和保持正常体重的方法。当然,记住每次只用一点点新方法,别试图一次做到

建议

- 多吃杏仁、葡萄干和枣
- 多吃芦笋和西兰花
- 多吃米饭和大米布丁
- 餐后休息

（一）针对生殖组织的食物

最好能持续食用一系列的特定食物，带给生殖组织最好的滋养。步骤四提到的食品你仍可以继续食用，现在开始，增加选用本章的食物，它们是专门为滋养和增强生殖组织功能而准备的。

根据古老的阿育吠陀传统，下列的食物是专门增强生育力的。文中的食物已经经过现代科学的研究方法测试，证明对生育力有积极作用。

全脂奶制品

"哈佛健康喂养研究"跟踪 18 555 名育龄妇女，她们没有不孕史，在 8 年的跟踪期间，她们正在尝试怀孕或已成功怀孕。这个调查表明，食用有机全脂奶制品，如全脂牛奶、白软干酪和硬干酪等，对生育力大有助益；而低脂奶和脱脂奶制品则直接损害生育力（多吃低脂奶制品增加无卵性不孕症的风险，而吃全脂奶制品则会降低这一风险）。全脂奶制品能优化内分泌功能和增强生育力，因为与生育力有关的生殖激素（雌性激素、黄体酮、睾丸激素等）来源于脂肪里的胆固醇。

十字花科蔬菜

十字花科蔬菜富含生物化合物，称吲哚 -3- 甲醇和二吲哚甲烷，基于它们在帮助雌性激素的新陈代谢中扮演的角色，补充食用十字花科蔬菜已经引起积极的关注。有些妇科医生建议多吃十字科蔬菜来提高生育力，这些蔬菜有圆白菜、菜花、西兰花等。

维生素和矿物质

下面列出的食物含有对男女的生育力很重要的维生素和矿物质，例如：芒果含有胡萝卜素，它是制造维生素 A 的基本物质；葡萄干含有铁；腰果和杏仁含有维生素 E、辅酶 Q10、维生素 B_6；芝麻含有锌和硒；奶制品含维生素 B_{12} 和维生素 D；十字花科蔬菜除了有吲哚 -3- 甲醇和二吲哚甲烷外，还含有叶酸和谷胱甘肽。

抗氧化剂和抗发炎剂功能

研究发现以下成分可在身体里扮演抗氧化剂和抗发炎剂的作用，也能加强血液流动，这些作用对增强生育力很重要，特别是在受精怀孕后，血液流动增强能够帮助胎盘形成和滋养胎儿。

- 酚醛酸（来自水果和坚果）
- 类黄酮（来自水果、蔬菜和豌豆）
- 类胡萝卜素，是健康卵泡液中的基本元素，所以多吃含类胡萝

卜素的食物可以增强生育力（例如胡萝卜、南瓜、番薯、西红柿、葡萄柚、黄杏、芒果）

- 花青素：减少炎症，提升生育力（各种莓果，在步骤四中已提到）

- 甲醇（木醇）和二吲哚甲烷：改善雌性激素的循环代谢（花球甘蓝、西兰花、菜花、红菜苔）

专门增强生育力的食品

- 芦笋

- 西兰花

- 菜花

- 迷你圆白菜

- 加入在热菜、面包、粥里的黄油或提纯黄油，适量

- 现在开始可以每天喝几次香料牛奶

- 奶油

- 奶油奶酪

- 奶米布丁，相当于加牛奶煮的大米粥

- 蜂蜜，可以和面包一起吃

- 腰果

- 浸泡过的杏仁⑤

---

⑤ 将干杏仁放在凉水里浸泡一个晚上，或者至少 6 个小时，取出晾干食用，未吃完的可以放冰箱里。这样更易于消化吸收其营养。

- 椰子片，用在什锦麦片粥里，配面包趁热吃

- 浸泡或者煮过的葡萄干

- 干枣

- 香蕉

- 芒果

- 芝麻

- 肉豆蔻

- 小豆蔻

男女宜用不同的香料

关于男女食用的不同侧重点的食物，阿育吠陀经典里有专门记述：男性宜多用牛奶和提纯黄油，女性宜多吃芝麻仁、芝麻油和黑豆、稍重口味的香料，如姜、肉桂和黑胡椒。阿育吠陀经典关于备孕饮食的原文选摘如下："男性和女性都应有丰富的营养滋养，男性多用加入甜香料的牛奶和酥油，女性多用芝麻油或深色谷物油，以及可以增强能量的食物和香料。"（摘自《阿育吠陀文献》Astanga Hridaya，Sharirasthana，Chapter 1，verses 18-20）

助孕奶米布丁

- 1L 有机全脂牛奶

- 125g 有机奶米

- 半茶匙香草粉

- 1 汤匙腰果

- 1 汤匙葡萄干
- 1 茶匙芝麻
- 半茶匙小豆蔻
- 半茶匙肉豆蔻
- 1 茶匙粗蔗糖（未经精制和漂白的）
- 1/4 茶匙提纯黄油或者不含盐的黄油

把牛奶、奶米、腰果、葡萄干、芝麻、肉豆蔻和香草粉倒入深平底锅里，加热煮沸调到小火，盖上盖子继续煮半小时，过程中不时搅拌一下以免粘锅，慢慢直到它变成黏稠的粥，倒在碗里，洒上小豆蔻，加入一点枣蜜和一小块提纯黄油，就是美味的一餐啦。

如果对牛奶和奶制品消化不良

有些人感觉奶制品不容易消化，这可能与遗传基因有关，例如体内缺少乳糖分解酵素，缺少分解牛奶乳糖的酶。在亚洲国家普遍有乳糖分解酵素机能不全的问题。也可能和人们喝的是冷牛奶以及一次饮用量过大有关，还有些牛奶的生产加工环节处理不当，导致难以消化。

如何饮用牛奶

含有天然脂肪的新鲜牛奶是可以消化的，把它煮沸，加入香料趁温热时喝（刚刚才从奶牛身上挤下的牛奶也是温热的），这就很容易消化了。

避免选用长期保存的、调制的和低脂的牛奶，只买那些未经调制的、有机的全脂牛奶。

如果你把牛奶煮热，加入合适的香料，就变得美味和易于消化吸收。

这些步骤也许能帮助你消化牛奶

提纯黄油往往比牛奶容易消化，因为它不含牛奶蛋白。先以它开始，用少量的试试看。

早上起来，取 1/4 茶匙提纯黄油，用一杯水，加入小撮的肉豆蔻、小豆蔻和姜黄粉，一起煮沸，等稍凉后喝下，随后喝一杯热开水。

两周后，把提纯黄油加到半茶匙再试试，再过两周继续增加提纯黄油的用量，直到增加到 1 茶匙，看看你是否能接受这用量。

然后，你可以选用 1 汤匙的有机全脂牛奶，用一杯水加一小撮肉豆蔻、小豆蔻、姜黄粉煮沸，稍放凉后饮用，随后喝下一杯热开水。

两周后，把全脂奶增加到 2 汤匙，再过两周继续增加，逐渐了解你身体可以接受的量。

然后开始在菜谱和食物中使用牛奶和提纯黄油。

牛奶替代品

牛奶一直是最理想和最好的饮品。但如果你难以消化，甚至试过以上逐渐增加的步骤也帮助不大时，你可以考虑使用羊奶或者燕麦奶、米奶，但只能用新鲜磨制或者挤出来的，不宜用隔天或者买超市包装的。阿育吠陀医学从来不推荐使用豆奶，因为太厚重难以消化，也含有植物雌激素。

研究显示：大豆制品对生育力有害，尤其影响男性。

近年来，研究人员对大豆如何给人们的生殖系统带来负面影响的兴趣和关注在增加。

瑞士日内瓦大学医学院最近回顾了这个领域的所有研究，结论是——大豆制品对生育力、生殖和内分泌系统都有负面作用。

哈佛大学的研究人员对一个生育诊所进行研究后发现——大量摄入大豆食品和大豆补充品会降低精液浓度。

喜悦分享···

尝试新东西的乐趣

　　开始喝香料牛奶和实行助孕饮食计划后，我的消化和如厕情况变得更好了。过去，我的肠胃很混乱，现在它变得舒服平静，大便也有规律了。尝试新的饮食习惯会有些挑战，不过也充满乐趣和惊喜。

　　　　　　　　——伊莎贝拉·奥利维·利兹（Isabelle Olive Leth）

（二）和谐愉快的用餐氛围

平和安静地用餐可促进消化和新陈代谢。身体能够吸收食物中更多的养分，更好地将养分转换为能量，这可以直接刺激你的生育力，甚至超乎你的想象。下面是一些营造平和宁静的用餐氛围的小提示：

- 用餐前半小时不喝任何饮料，让你的肠胃在用餐前休整一会，准备迎接和消化新的饭菜
- 营造愉快的餐桌气氛
- 别吃得太快，也别太慢
- 用餐时不做别的事，只专心进食
- 觉得饱了就停下不吃
- 餐后继续坐 5 ～ 10 分钟，或者躺下休息

让食物流经整个身体

- 餐后左侧躺 5 ～ 10 分钟
- 这个姿势能使食物更好经过消化道
- 胃也在身体的左侧
- 食物和营养能更好地消化和转换
- 这个姿势能防止胃酸倒流、胃痛和反胃等不适症状
- 这个习惯对已怀孕的女性也有帮助

吃多少合适

- 觉得不饿了就停下，别等到你觉得饱了才停，那样往往已经吃得过饱了
- 你胃里最好的组成是：

  1/3 是食物

  1/3 是液体，汤、羹、水等

  1/3 是空间或者空气
- 这个组成也适合体重偏低的人，宜少吃多餐，而不是一次吃得太饱

（三）维生素、食物与生育力

步骤三、四、五推荐的食品和饮食计划里包括有很多维生素和矿物质，这些物质能提升、优化精子和卵子的质量。你可以直接采纳这些饮食计划，或者逐步将你的日常饮食往这个方向调整。下面的知识帮助你了解这些物质对男女的好处。

针对女性

本书的饮食计划包含了女性为生育准备所需的全部物质。在步骤五中，你可以了解为什么这些物质对女性生殖组织特别有益。

女性和叶酸

- 叶酸也叫维生素 B_9，是胎儿神经系统发育必不可少的元素，所以叶酸对于计划怀孕生养的女性来说很关键
- 男性也需要有这个维生素来做准备

可以从药房购买，根据包装指示的量服用。

- 在整个怀孕期间持续补充叶酸
- 步骤三提到可以食用叶酸，也可以通过饮食获取
- 绿叶菜、坚果和全谷类食物里都含有维生素 B

女性和铁

- 铁能最大程度地帮助血液形成
- 特别是怀孕后，女性需要更多的血
- 形成一个健康、机能完全的胎盘需要血液
- 胎盘是滋养胎儿的重要环境
- 铁可以从小麦胚芽、黄豆、豌豆、扁豆、羽衣甘蓝、菠菜、杏子、红葡萄、葡萄干和全谷食物中获得
- 用生铁或铸铁制成的锅烹煮食物也能吸收一些铁质，例如深平底锅，能释放出一些铁在食物中

需要额外补充铁吗

- 你会担心只从食物摄取的铁量不足
- 可以考虑在饮食中补充以富含铁的新鲜有机草本植物或蔬菜榨

汁制成的饮料

- 喝一杯红醋栗或黑醋栗莓果制成的果汁

- 莓果富含的维生素 C 能帮助更好地吸收铁

- 如果验血显示有贫血，则请遵从医嘱

女性与胡萝卜素

- 胡萝卜素是生成维生素 A 的基本物质

- 在橙子和红色蔬菜、水果中含量很多，例如胡萝卜、红薯、南瓜、西红柿、葡萄柚、杏子、芒果

- 在包裹着卵子的卵泡液中含有胡萝卜素物质，故胡萝卜素对女性的卵子有益

- 作为抗氧化剂，胡萝卜素对男女双方的身体都很重要，能预防细胞衰退和损害

包心菜 / 甘蓝菜里的特别物质

- 包心菜类的蔬菜，例如花球甘蓝、西兰花、球芽甘蓝、菜花中发现两种特殊的有益物质

- 这两种物质能强化免疫系统，提高女性雌性激素的新陈代谢，所以可能对女性生育力有正面作用

锌

- 锌对排卵是必不可少的

- 酒精和咖啡会降低身体对锌的储存

- 锌含量最多的有小麦胚芽、芝麻、亚麻籽、酵母、坚果

ω-3 脂肪酸

- 研究表明：ω-3 可促进女性自然排卵
- 它能改善女性的生理周期，使她变得更加能孕多产
- ω-3 也能使生理周期更有规律
- 富含 ω-3 的有亚麻籽油、月见草油和藏茴香油
- 在磨碎的亚麻籽、芥花油、橄榄油、核桃和小麦胚芽里也含有
  ω-3

针对男性

本书的饮食计划中包括了男性为准备生育所需的各种物质。这里你会了解为什么这些物质对男性生殖组织有裨益。

维生素 A

- 精子里有维生素 A
- 胡萝卜素是维生素 A 的基本物质，它帮助身体生成维生素 A
- 胡萝卜素常见于橙子和红色蔬菜水果中

维生素 B$_6$

- 研究显示维生素 B$_6$ 对男性生育力必不可少
- 可通过小麦胚芽、全谷类、坚果、水果和蔬菜获得

维生素 B$_{12}$

- 研究发现维生素 B$_{12}$ 对精子有积极作用
- 它对精子游动的能力有重要作用
- 尽可能多地摄取它，请参照步骤三、四、五的饮食计划和补充物
- 富含维生素 B$_{12}$ 的有奶制品、花粉、食用酵母粉

叶酸

- 研究发现，叶酸对于精子移动的能力有重要作用
- 多吃富含叶酸的食物，能预防精子畸变
- 可以吃步骤三的叶酸补充品，也可以通过饮食获得
- 富含叶酸的有绿叶蔬菜、坚果和全谷类

维生素 C

- 维生素 C 对精子移动的能力很重要
- 它能帮助预防婴儿先天畸形病变
- 研究显示维生素 C 丰富时，能 140% 地提高精子数量
- 富含维生素 C 的有几乎所有的水果、蔬菜，特别是玫瑰果、黑莓、草莓和土豆

维生素 D

- 研究显示生育力下降的男性缺少维生素 D
- 在太阳光下，通过皮肤可以自行产生维生素 D，所以每天晒太

阳很重要

- 富含维生素 D 的有牛奶、黄油、提纯黄油、奶油、奶酪和鸡蛋

维生素 E

- 维生素 E 对精子的生成必不可少
- 它对精子穿透的能力也很重要
- 富含维生素 E 的有植物油、坚果、杏仁、小麦胚芽、芝麻

锌

- 锌能帮助雄性激素和睾丸素的生成
- 它对睾丸中形成精子的数量和精子的游动能力都有助益
- 身体内的锌元素充足时，精子的生成可提高 70%
- 需要注意的是，酒精和咖啡消耗体内储存的锌
- 富含锌的有小麦胚芽、芝麻、亚麻籽、酵母和坚果

硒

- 硒对精子的产生很重要
- 它对贮存精子和帮助精子成熟的附睾也很重要
- 富含硒的有芝麻、亚麻籽、各类坚果和种子类的食物

辅酶 Q10

- 研究显示辅酶 Q10 可帮助射精
- 这意味着精子能够更好地游移

- 富含辅酶 Q10 的有全谷类、绿叶蔬菜、坚果和杏仁

谷胱甘肽

- 谷胱甘肽是一种抗氧化剂
- 它对加强精子移动能力的特殊蛋白的产生是必需的
- 身体能自行产生谷胱甘肽，也可以通过各种包心菜获取
- 富含谷胱甘肽的有球芽甘蓝、卷心菜、菜花、西兰花、核桃和牛油果

ω-3 脂肪酸

- 种子类的食物含有很多 ω-3 脂肪酸
- 所以饮食中应多吃种子类食物
- 男性可通过油类补充获得，例如亚麻籽油、月见草油、南瓜籽油，详见步骤三
- 在磨碎的亚麻籽、芥花油、橄榄油、核桃和小麦胚芽里也含有 ω-3 脂肪酸

（四）调整体重

　　正常的体重对生育力的益处是显而易见的，特别对于女性来说。在孕育困难的女性中，有 12% 的原因来自体重过重或过瘦，虽然过胖或过瘦的女性还是能怀孕，但是概率会下降。对男性而言，体重影响生育力。在步骤一提到的清理作用，就是调整体重过程的开始。步

骤三、四、五的饮食计划和补充品也是想调整体重到常规范围内。除此以外，你还可以多做一点点。首先，先了解一下体重是否正常，重要的不是你的体重数值本身，而是你是否健康和营养健全。营养健全比体重正常更重要，因为我们身体的构造不同。先计算你体质指数 BMI，再加上常识来考量，如果你的体重正常，继续应用你正在实施的饮食计划；如果你属于营养不良，请重读如何通过滋养来改善体质；如果你超重了，请多读关于减重的章节。

用体质指数 BMI 来估算你的体重

- BMI 体质指数是用身高和体重来计算身体密度
- 可以在网上找到计算表格
- 输入身高和体重就可以得到答案
- 对生育力最理想的指数是 19 ~ 29 之间
- 你也可以用公式自己计算：

BMI= 体重（千克）/（身高 × 身高）（身高以米为单位），例如，身高是 1.68 米，体重 69 千克，BMI=69÷（1.68×1.68）=24.5。

什么是我的 BMI

- BMI 在 19 以下，说明体重不足
- BMI 在 19 ~ 25 之间，说明体重正常
- BMI 在 25 ~ 29 之间，说明体重偏重
- BMI 大于 29 说明体重超重

谨慎参照 BMI

BMI 体质指数并没有考虑人们的身体构成，所以不代表完整的真相。因不同类型身体的组织分布不同，肌肉骨骼和脂肪在其中的构成也大不相同，如果你是个肌肉发达的人，或者你的骨骼很强壮，很可能你的 BMI 指数偏高而体重并不超重。所以计算 BMI，还要加上常识。

女性和营养不良

作为女性，你需要知道，哪怕短期的营养不良或失调，都可能导致女性雌性激素和黄体酮分泌不足。因为生育激素由脂肪组成，需要由脂肪制造生产（实际上它们全部来自脂肪中的胆固醇）。所以，苗条的女性生育力普遍下降。BMI 正常或者略高的女性也可能存在低生育力，这可能因为她们是肌肉为主，脂肪不足。评估身体是否营养健全很重要。对女性来说，最常见的美人标准是身材苗条，相关的是体重也较低，这可能也是有些女性较难受孕的原因。饮食无序、节食、过量运动，例如马拉松，都会导致营养失调。月经稀少或停经，有些表面上月经正常，但是分泌的激素太少，都会降低生育力。另外，也可能出现排卵失败，腹腔黏膜稀薄等，这些都使受孕变得困难。

对有些女性来说，不太容易接受胖了一圈的身材，这时，需要有意识地在你的外表和心里建立联系和调整观念。就是说，接受当妈妈之后丰满圆润的女性化身材比苗条或像男孩般的骨感身材更好看。

女性过度肥胖也会损伤生育力，后面的章节说明如何调整过胖。

当你营养不全或者偏瘦

如果你已经按顺序实行前面各步骤的建议，那你的营养状况应该已经不错，现在你可以从以下方面着重做：

保持健康的生活方式

在生活中创造更多快乐，减少压力。快乐能提升细胞组织的养分。

- 饭后及时休息，特别是午餐后。餐前适量运动，能使胃口大开，好消化，早餐前做些温和的运动，午餐和晚餐前散步一会儿都大有助益

- 午餐后和晚上只做适量运动，避免过量、过猛

- 每天用芝麻油做全身油按摩能给全身带来滋养

保持健康的饮食

- 新鲜煮熟、含有香料的温热饭菜能帮助消化吸收

- 餐前 10 ~ 15 分钟，用 1 汤匙新鲜的姜末，加 1/4 茶匙盐和 1 汤匙新鲜柠檬汁混合后饮用

- 在食物中加入一些香料和 1 ~ 2 茶匙提纯黄油，也可以吃些黄油、奶油、奶酪和奶油酱料等，特别是在傍晚时和晚餐中

- 将甜的和富含脂肪的食物一起吃，例如枣和杏仁

- 午餐和晚餐后吃些甜而多汁的水果，如香蕉、无花果、枣子、芒果、西梅、梨等

- 多吃大米、小麦做的面条、面包

- 吃饱，但不要撑着，别过量
- 少食多餐
- 晚餐要吃好
- 在睡觉前喝香料牛奶，做法见第 56 ~ 57 页
- 吃"生育力香蕉零食"，做法见步骤四第 76 页

能增加营养的食物

无花果、枣子、坚果、干豆（扁豆或黄豆制成）、全谷类（米和小麦最理想）、黄油、提纯黄油、奶油、新鲜奶油干酪、白软干酪、印度奶酪、马苏里拉奶酪、温热的全脂牛奶、酥油、杏仁、有机坚果、奶油、大米、小麦、自制甜品、新鲜椰子（椰子肉和椰子水都很好）、甜果干（自然晒干的和含天然糖分的）。

当你的体重过重时

明显超重对生育力不利。但是不要采取严格饮食来控制体重，那样会削弱身体对食物的兴趣，增加压力，降低生育力。如果你已经照前面的步骤开始实施饮食和生活习惯，那么你也在减重的过程中了，再加上下面一点点就好：

保持健康生活方式（针对减重）

- 确保足够的睡眠和休息

如果疲惫了，还吃得多，就更容易多吃和过饱。避免在白天睡觉，最好在晚上睡足（7 ~ 9 个小时），早点上床睡觉，早睡早起。

- 研究显示：下午休息在餐前而不是餐后更利于体重减轻

- 不要在午餐、晚餐后马上入睡

- 静坐冥想可帮助减肥

- 适当的体力活动

- 晚饭后可以进行温和的运动，例如，轻快地散步或骑自行车（但是请勿在临睡前进行）

- 形成有规律的运动（例如每天早上做拜日式瑜伽）

- 开始减压，把更多祥和宁静带入和保持在日常生活中

保持健康的饮食（针对减重）

- 白天多喝水等液体饮料

- 使用热水疗法（详见下页）

- 多吃大麦做的食物，大麦面包、大麦粥和大麦汤等，因为大麦富含的纤维质有助于消化和减重。多吃用黑麦、秋米、荞麦、红苋米、藜麦制成的面包来取代大米和小麦制成的面包等食物

- 早餐吃得清淡些

- 午餐吃得营养丰富，午餐作为全天最重要和齐全的一顿

- 晚餐吃得早些

晚餐要吃得清淡，例如纯蔬菜汤，里面不含面食和奶酪、面包等，配蒸煮的或煎的蔬菜。不宜不吃。

- 喝脱脂牛奶

- 少吃蜂蜜

- 两餐之间不吃零食，也不加餐

- 尽可能不吃快餐，不吃外卖等
- 减少肥腻多油的菜品

热水疗法使人苗条

- 每隔 2 小时喝半杯热水
- 热水促进消化、燃烧脂肪
- 体重正常或偏瘦的人不必使用这个疗法
- 最多实施这个热水疗法 3 个月
- 使用超过 3 个月的，有可能造成维生素和矿物质从身体流失
- 有胃酸反流或胃灼痛的人不宜使用这个疗法
- 容易胃酸过多和胃溃疡的人也不适用

静坐能使你更苗条

- 静坐能帮助人们轻松达到和保持理想体重
- 静坐能使血糖保持正常，对体重有益
- 静坐能帮助男女双方预防常见的糖尿病和与怀孕有关的糖尿病
- 对超越冥想静坐方式的研究表明——这个方法对保持体重稳定很有帮助
- 关于静坐的介绍见步骤九第 153 ～ 156 页

步骤六　应对刺激物和上瘾症

通过本章你会了解到：

- 向抽烟说再见

  抽烟损害生育力。如果你有抽烟的习惯，好消息是，一旦停止抽烟，生育力就明显提高

- 当心酒精的作用

  哪怕是少量的酒精都会对生育力不利，这里介绍如何减少或者停止饮酒

- 咖啡和茶

  你会了解对生育力有害的饮料，特别要减少咖啡

- 巧克力和含可可的食品饮料

- 摄入较多巧克力对计划怀孕的人来说不是个好消息，应避免

生活方式对生育力和怀孕相当重要

总的来说，理想的状态是，渴望怀孕的伴侣们最好保持视同已经有孕的生活方式，因为女方受孕往往需要几周后才得到证实，在小小的生命萌动之初，胎儿很脆弱敏感，容易受到外界影响和干扰。何况，生活方式本来就对孕期前的生育能力意义重大。

所以，基于以上考虑，本章开始及后面各步骤都是为伴侣们实行和改善相当于已经处在怀孕状态的生活方式而设的。

你对刺激物有依赖吗

步骤六是个硬骨头。但是，你停止喝的每份饮料，停抽的每根烟，都对你的生育力有助益。事实上，所有刺激物对生育力的损伤显而易见。很多人对一种或多种刺激物有依赖。可能一天一天地戒烟、戒酒、戒咖啡是非常难熬的，但任何微小的调整都将带来积极的影响。请专业人士协助你是个不错的主意，因为使用刺激物可能不是单纯的习惯问题，更可能与身体和心理依赖有关，以至于你自己都无从知晓。如果你不存在对刺激物依赖的问题，你可以略过本章步骤六，在其他部分下功夫。

建议

- 如果你有抽烟的习惯，现在是个好机会把它戒了
- 如果你每周喝酒好几次，现在开始少喝一点，直至停了它
- 尝试找外援，独自处理这部分很不容易
- 同样地，逐渐减少咖啡的摄入量

（一）戒掉和避免各种方式的吸烟

主动和被动吸烟都损害生育力。也就是说，哪怕是别人抽烟而你在同一个房间里，也对生育力有负面影响。研究表明，抽烟使男女受孕的可能性降低 50%。抽烟的女性更难受孕，男性则出现精子质量低、

数量少的情形。有些女性尽管已经受孕，但抽烟会使流产的风险增加。好消息是，对抽烟人士而言，只需要戒烟这一项，对生育力提高所得到的效果就很显著。

位于中国重庆的第三军医大学预防医学院的研究团队有一篇关于社会心理行为的综述，结合 57 篇横向研究文献，涉及 26 个国家和地区的 29 914 名男性，结论表明：抽烟使精子的各项参数指标恶化，对能育和不育的男性都有影响；高龄和喝酒是精子数量减少的风险因素；心理压力会降低精液浓度和精子向前移动的活力，增加精子畸形的概率。综述进一步说明，高龄、抽烟、喝酒和心理压力是精子质量的风险因素。这些结果指出：在男性健康计划中，关注生活方式和心理健康能够帮助改善男性生殖健康。

寻求帮助

如果要戒烟，可以从公共服务部门获得支持：他们提供在线帮助、电话咨询、短期课程和个人健康辅导与顾问等支持；也可以先和你的医生进行讨论。如果能得到专业人士的帮助，你会很容易说出问题和困难，他们不仅能帮助戒烟，也能帮助戒掉像以印度大麻提炼的麻药、大麻毒品等各种毒品，这些都是对生育力直接有害的物质。如果有上瘾症，必须向医生求助。

（二）避免喝酒

如果你想要孩子，最好还是避免酒精，对男女都一样。哪怕是少量的酒，都会降低男女的生育力。研究证明：酒精干扰人的内分泌平衡。

对女性而言，怀孕期间喝酒是有严重危险的，在整个准备怀孕期间也同样，哪怕喝一点点都会降低生育力，女性怀孕期间喝酒容易损害胎儿。研究表明：酒精干扰内分泌平衡，女性月经变得无规律或月经量多和无排卵，就更难有孕了。

美国霍普金斯大学医学院的调查发现——在1个月经周期内怀孕概率下降的案例中，超过50%的个案都与被调查者喝酒有关；男性方面，酒精降低睾丸功能活力，酒精也大大降低了精子的产生。由于精子的形成周期是3个月，如果男性打算生育的话，至少要彻底戒酒3个月。

有时候自己一个人处理戒酒有点困难，所以询问你的医生，请他推荐合适的心理人员和有关专家来帮助你减少和戒除酒精。如果你只是偶尔有应酬需要才喝酒的，则自己努力减少和戒掉是有可能的。首先，假如以前你喝两杯或更多的话，现在从最多只喝1杯葡萄酒或啤酒开始，然后再继续减量，如果你能够从常规酒量减下来一半，就能对生育力有帮助。记住你可以买不含酒精的葡萄酒和啤酒，也可以把水和酒（或其他饮料）混合了喝，这样你摄入的酒精量就少了。

如果能自己调制特制的香槟就更好了，买有汽泡的水（碳酸盐矿泉水），加入健康的果汁，例如覆盆子果汁，就调成炫彩的饮料了。

（三）咖啡和茶

从你计划怀孕开始，最好减少喝咖啡和过量的红茶、白茶和绿茶。只需要减少一点量，就能对生育力有助益。假如你平时习惯了喝咖啡，一下子停掉当然不容易，甚至会带来头疼等不适。一点点来，每次减掉一点，避免因这个变化给身体带来的压力，也没必要以不含咖啡因的咖啡或茶做替代品。比较好的步骤是，每周比上周减少50%的量，例如，如果平时你每天喝4杯咖啡的话，你先减到每天2杯，然后下周减到每天1杯。很多研究建议每天1～2小杯咖啡或者茶是可以接受的，再多就不宜了。

（四）其他能量型饮料

同样，需要减少各种含有咖啡因的能量型饮料。可乐里的兴奋剂会直接损伤生育力，影响精子质量。

皮肤护理品

也请避免使用含有咖啡因、绿茶、白茶的护肤品，包括面霜、护肤霜和磨砂膏等等，每种你抹在皮肤上的东西，都会被你的身体吸收。

药物

有些药物里也含有咖啡因，例如镇痛剂和一些抗头痛的药片。

减少这些能量型的饮料

- 酒精

- 咖啡

- 可乐

- 含咖啡因的汽水

- 运动型饮料

- 红茶

- 白茶

- 绿茶

- 注明"轻型"或"无糖"的饮料

- 代糖类的食品

享受这些健康的饮品

每天喝 2 ~ 3L 的液体，以水为主，包括下面这些：

- 温水

- 果汁，例如覆盆子或接骨木花做的

- 煮热的香料牛奶

- 蔬菜汁

- 路易波士茶，富含维生素 C 和抗氧化剂

- 瓦塔茶（阿育吠陀医学里针对体质或某些需要，用草药调配合成的茶，参见第 31 页）

- 草本咖啡，以菊苣、大麦和无花果制成，煮沸后加牛奶喝

- 脱咖啡因茶，有些茶叶店有售

- 脱咖啡因的咖啡，掺入加热的牛奶最好

巧克力和可可粉

巧克力和含可可粉的食品也应避免或减少摄入。巧克力和可可里的咖啡因会抑制生育力。可以用角豆代替巧克力，是角豆树（也叫圣约翰面包树）的果实，角豆粉的味道很接近巧克力，但是没有兴奋剂的作用。

很多巧克力含有乳化剂（大豆卵磷脂），对生育力和怀孕可能有损害（详见步骤四）。

如果有时候巧克力瘾来了，试试喝香料牛奶，也许它可以满足你的瘾头，假如还是很想吃巧克力，建议选有机白巧克力，它不含乳化剂（大豆卵磷脂），咖啡因含量也相对低，伤害可能小一点。

巧克力和可可的替代品

- 饼干选含角豆的，而不是含巧克力的
- 以角豆粉加牛奶煮沸的饮料而不是热巧克力
- 巧克力糖，选角豆做的而不是可可做的
- 自制或购买含角豆的糖果
- 如果你渴望吃糖了，喝香料牛奶
- 如果你需要面包涂抹酱，你可以将杏仁黄油、榛子黄油、栗子黄油加蜂蜜涂抹在面包上，这样健康得多，又能避开巧克力
- 如果离不开巧克力，就选伤害较低的有机白巧克力

喜悦分享 · · · ⟨ 我们的**习惯**改过来了

　　自从我们实施 10 个步骤以来，我们的需要发生了改变。我们不再喝酒，甚至没想起来它，只有当我们在外面参加聚餐时，朋友间相互敬酒，我们有点为难，但是我们会说明我们在准备生育，所以决定不再摄入酒精了。我们对甜品的依赖也消失了，不再非它不可。有时在下午当我们感觉需要一些甜味时，我们就用枣和香料煮热牛奶喝，一下子就满足了。我们没有咖啡瘾，但是喝很多茶，现在我们一点一点地减少它，没有一下子停掉，所以还能接受。

——雅科波·迪尼森（Jacob Dinesen）

步骤七　养护生殖组织

通过本章你会了解到：

- 女性的月经周期养护

- 根据阿育吠陀经典记载，利用月经期能净化和滋润生殖组织，更有利于生育。在月经期开始的 3 天轻松应对就能达到效果，也包括用相应的饮食来配合这个过程

- 男性精子的健康保养

- 精子的产生很敏感，易受影响。热、辐射、疾病和药品都会削弱精子。远离这些因素就能明显改善精子质量

- 通过这章你还能了解精子形成的相关知识

保护和增强生殖组织

步骤七的目标是保护和增强生殖组织，对两性的侧重点和方法有所不同。对男性来说，是提升精子的质量，对女性是改善和平衡月经周期。下面我们首先从女性开始，关于男性的内容在第 125 页。

（一）女性：改善月经

也许很多人都不知道，女性每个月都有一个特别的时机来明显改善孕育能力，只需在月经期开始的 3 天里，实施本章的生活方式和饮食计划。请你多花些时间阅读本章，当你对步骤七的内容熟悉后，在下一个月经期来临时，就能有准备地养护自己。这部分内容均引自阿育吠陀经典。

给女性的建议

每次月经期的头 3 天都遵循这些提示：

- 确保有足够的休息
- 避免游泳、不使用泡浴和盆浴
- 避免过咸、过酸、重口味和过辣的食物
- 吃奶米布丁和香料牛奶

消除残留物

根据阿育吠陀经典记载，如果能够在月经期间保持足够休息和吃清淡食物，就能利用月经期加强身体的自然净化过程。在月经期最初的 3 天，女性身体经历很多变化，随着子宫内膜脱落，微细血管和大量血液、体液也被释放出来，内分泌平衡转换，身体变得放松。这时候保持充分的休息，就能支持身体充分排走不再需要的废物，完成自然净化的过程。再配合只吃清淡易消化的、不会造成体液滞留的食物，身体就能自然轻松完成它的净化。

当女性体内的生殖器官能在月经期以恰当的程序顺利达成净化，就容易健康地受孕。男性也要通过后面提及的净化步骤来改善他的生殖组织，加强精子的能力和质量。

关于这部分，引述阿育吠陀经典的记载：

"就像洁净的布料很容易着色一样，洁净的子宫也能很快接收来自洁净男性生殖组织的成分，稳妥地结合并承载胎儿。"（选自《阿育吠陀文献》Ashtanga Hridaya，Sharirasthana，Chapter 1，verse 40.）

这些措施能预防和降低造成女性不孕的两大障碍——子宫内膜异位症和囊肿在卵巢里的生成。更多的阐述可见本书第三部分第175页关于子宫内膜异位症和第180页关于卵巢囊肿的内容。

月经期保养：来自阿育吠陀经典的积极作用

在月经期间采用以下饮食和生活方式带来的作用和好处有：

- 提升生育力
- 提高受孕概率
- 净化身体，特别是生殖组织
- 使月经周期更有规律
- 减缓月经期的不适，像体液滞留、心情波动和痛经
- 帮助轻松减重
- 带来整月的轻盈舒适，减缓身体水肿现象
- 预防和减少患病概率，例如子宫内膜异位症和多囊卵巢症等，使月经后的整个月保持轻松自在，平和愉快

月经期间不恰当的生活方式会阻碍净化，导致各种紊乱产生。在这期间依照正确的方法照顾好生理机能，能够预防和避免各种紊乱和问题。这也是恢复活力和女性魅力的好时机。基于每月的月经期都会发生净化过程，我们应在月经来潮的头 3 天采用专门的饮食。

月经期以外应采用的饮食计划请见步骤四和步骤五的介绍。

什么是正常的周期

阿育吠陀月经期专门保养可以帮助周期正常化，顺利达成健康受孕的目的。有规律的月经周期对健康受孕有直接作用，女性也从中受益更多，很多情况下，它可以减少一些妇科常见病，例如经期综合征、痉挛和疼痛、子宫内膜异位症、多卵巢综合征、经期紊乱等，使每月 1 次的特别日子里，女性享受到舒适和轻松。

这个保养计划包括专门的饮食和生活方式，在月经来潮时的头 3 天实施。根据阿育吠陀医学，女性怀孕最理想的状态是：

- 正常有规律的月经和排卵
- 年龄在 20 ～ 30 岁之间
- 身体健康

假如你没处在理想的状态中，仍然有可能健康地怀孕。

健康周期的特征

每个周期相隔 27 ～ 28 天，最好的情况是每隔 28 天就有 1 次，每次月经期最少 5 天。出血有规律，量不会太少也不会过多，颜色不太深也不会过浅。阿育吠陀文献提到，正常的月经排出的血如果流在布料上，能够用凉水清洗干净而没有痕迹和残留。

阿育吠陀经典原文引述："正常的月经是，每月有规律，每次 5 天，排出物里没有黏液、量不会太多也没有过少，排出时没有疼痛或者灼热感。"（摘自《阿育吠陀》文献 Madhav Nidan，Chapter 61，verse 6.）

如果女性服用避孕药或者和孕育有关的激素补充剂的话，停药后往往需要一段时间才会使月经恢复正常，有些人需要 6 ~ 12 个月的时间。为了安全起见，阿育吠陀医学建议，最好在月经恢复正常后的 2 个月之后再尝试受孕。

月经期头 3 天的保养计划

请记得只在月经来潮时的头 3 天使用这些保养措施，其余时间则继续实施之前几个步骤提示的饮食、压力管理和生活方式，并且保持开心快乐的心情。

主要原则是避免月经的阻塞或避免各种可能造成经血和流液阻塞或逆流的行为。这些方法可能和现代流行的观点很不同，听起来好像"必须这样做不能那样做"之类的老派紧箍咒，不过，它确实能帮助净化身体，通向健康的孕育。

阿育吠陀经典文献提到，在月经期间，女性最好保持愉快积极的心情，尽可能在家休息，充分享受到保护和关爱。

1. 休息

月经期间休息越多越好，使身体有饱满的体力完成它的净化过程。如果日程忙碌，难有额外的休息，也应尝试尽可能做到下面这些：

- 保证正常休息

- 在家里工作，1 天、2 天或 3 天更好

- 减少或回绝一些职责、工作或者事务

- 早点睡觉，多睡

如果你不得不去工作，也尽可能在下午休息一下：

- 呆在室内，享受个人时光

- 避免太多的脑力工作

- 避免大型社交和聚会，也不要说话太多

- 停止各种运动，包括瑜伽

- 改骑自行车为坐公交车，改乘电梯，不走楼梯

2. 促进分泌和体液排出

确保身体可以轻松排出子宫里的所有废物，避免所有可能阻碍它流动的行为，例如使用卫生棉条、泡澡或者盆浴、性交等，这些行为容易导致经血废液逆行到输卵管，直接进入腹腔。请了解，从子宫经过输卵管到腹腔的区域是开放的，充分休息可以使废液直接流出体外而不会逆流。

想要避免可能导致经血和残留的黏液倒流回子宫的情形（详见第三部分关于子宫内膜异位症），就要注意和做到这些：

- 不要压抑身体的自然冲动和反应（小便、大便、打哈欠、打喷嚏、打嗝）。确保离厕所很近，随时想去都很方便。任何时候都不要使用卫生棉条或者月经杯，因为这些会封锁子宫颈黏液和血液的分泌

- 整个月经期间都不宜有性行为，因为也会锁住血液的分泌

- 避免各种运动，包括各种瑜伽

- 避免任何使子宫倒过来的活动，那样分泌物的排出途径就错乱了

- 不要在游泳池或者天然湖、海里游泳和洗澡，只可以淋浴

- 当浸泡在水里时，身体难以释放和流淌出经血

- 此外，这期间生殖组织很容易受细菌的侵扰

3. 多喝暖热的流质食品

经血相当于体液的副产品，就像树干流出米的树脂一样。所以原则之一就是多吃能够润养体液的食物和饮料，例如暖的全脂牛奶、甜味果汁和果肉。

多喝暖的液体，例如：

- 加奶的瓦塔茶，瓦塔茶由有机甘草、有机姜、有机小豆蔻、有机肉桂组成，可以买现成的茶包，也可以自己调配

- 草本咖啡，由菊苣、无花果、裸麦组成，加热奶喝更好[6]

- 甜暖的果汁组合，有枸杞子、接骨木花、覆盆子、草莓、蓝莓或接骨木果

再来重复一遍瓦塔茶的制作方法：

- 用 0.5L 的开水泡 2 个瓦塔茶包 5 分钟

- 加入 1 杯全脂牛奶

---

⑥ 草本咖啡是咖啡的替代品，不含咖啡因，味道接近咖啡。是为有喝咖啡习惯的人而设计，并非必须要喝。

- 煮到沸点

- 加入 1 茶匙天然蔗糖（不用精制白糖）

很多人发现瓦塔莱有减缓痛经的功效，可以在有机食品店或者网上买到。

4. 温和的食物

这里的饮食计划仅用于月经期间，特别是头 3 天。食物必须是温热、新鲜、煮熟的、易于消化的。避免空腹和食用任何形式的清理排毒餐。阿育吠陀经典记载，月经期的头 3 天最理想的是只食用果－奶型饮食，牛奶含有的钙和镁，有助于减轻抽筋和腹痛。

食物里不宜有盐或容易使盐分凝固的食品，包括坚果、种子类、黄油、面包，这样就不会导致体液滞留和体重增加。

多吃消化负担小的食物，使身体有能力运行净化的过程，多吃以下这些食物：

- 奶粥，可以是奶米布丁、麦片粥、小米粥或粗麦粥

- 香料牛奶

- 香甜而自然成熟的有机水果，像梨、芒果、葡萄和莓果

- 用肉桂蜂蜜烤的苹果干或杏干

- 暖的果酱，例如加热的苹果泥或梨子泥熬成的甜酸酱（不放盐和醋的），少放黄油和酥油等。

5. 避免肉和盐

如果不便完全实施理想饮食计划，可以依照下面的思路选择

饮食：

- 避免在食物中加盐或者吃咸味食物，因为盐分容易凝固和导致体液滞留
- 不使用含盐的黄油、奶酪、面包
- 避免禽、鱼和快餐，这些需要更强的消化能力
- 避免酸味和发酵食物，如柠檬、酱油、未熟的水果、柑橘类水果、腌菜等
- 少吃重口味和辣味食品，如咖喱等
- 避免果仁、杏仁、果仁黄油，因为它们容易使液体凝固，造成体内水液滞留

注意食物的量，不宜吃过饱。不喝生冷饮料、不吃辣味食品和快餐。傍晚时，在家里烹煮温软的多流质的餐食（例如奶米布丁）。阿育吠陀经典是这样描述月经期的：

"月经期的养生法则是，在月经期开始的头3天，女性应杜绝性行为、洗浴和化妆。她应睡在芦苇草制成的床上。为了体态轻盈，她应吃少量小麦和奶混合的食物，装在1片叶子或者手掌大小的茶托里；她还须避免刺激辛辣的、过酸和过咸的食物。"（摘自阿育吠陀文献Vagbhatt，Ashtanga Samgraha，Sharirasthana，Chapter 1，verse 23.）

请留意这里的建议只适用于月经期开始的头3天，此后你可以吃其他食物。可以继续多喝热水或饮料，例如煮好的瓦塔茶或植物性的代咖啡饮品，也可以加入奶和红糖，还有各式暖热的营养汤。

月经期以外的时间，你可以使用其他步骤介绍的生活方式和饮食方法。

喜悦分享···

　　自从我采用月经期的饮食计划后，我的例假变得有规律了。我能够在家里多休息些，多喝香料牛奶和粥，不吃盐和肉。在停用卫生棉条改成护垫后，我感觉更加舒服自如。过去我的例假稀少，不是来得太早就是太迟；现在不但时间变得有规律，而且经量和时间长度也稳定适中。更舒服的是，在月经前和期间，我不再觉得身体水肿发胀了，相信是体内的水液滞留变少了。

——伊莎贝拉·奥利维·利兹（Isabelle Olive Leth）

（二）男性：如何保护精子

步骤七提示男方建立好习惯，保护生殖组织。避免私处过热，避开内分泌干扰素（例如食物和环境中的有害化学物质）和电磁辐射。

给男性的建议

采用前述步骤的饮食指南，以富有营养的新鲜有机食品烹煮餐食。

- 避开电磁辐射，尤其是男性的私处周围
- 避免私处温度过高
- 避免长时间高温沐浴
- 尽量不要把手机装裤袋里
- 避免把手提电脑放在膝盖或身体上，这样也可以预防流感和其他疾病的传播
- 增加睡眠来提高免疫力，加强对内分泌干扰素的抵抗和预防
- 适量均衡地运动，避免运动过量或者太少
- 减少压力
- 增加睡眠，确保睡得充分和充足
- 多做让自己开心、高兴的事
- 戒掉烟和酒
- 谨慎使用药物

精子的产生

首先，我们了解一下身体如何生产精子、精液的。整个过程需要72 天到 3 个月。精子的生产由生殖激素调控，其中睾丸酮起了重要的作用。当精子在睾丸里完全形成后，它开始 12 天的旅程，它要通过卷缩在阴囊里的狭窄而细长的管路系统到达精子的储存库附睾。在这趟长途旅行中，精液生产出能让精子顺利刺入卵子的酶。在附睾里积累和存储着成熟的精子，当性行为发生时，精子从附睾释放出来，经过输精管和尿道射出。

步骤七对于男性的帮助和目标是，尽可能生成健康的精子。有很多方式和途径导致精子、精液弱化。好消息是，科学家们已经发现有很多方法可以帮助提高精子质量，甚至有机会把精子数量和质量提高到超过平均水平，大大提高从男性角度促成怀孕的概率，也提高孕育健康、正常婴儿的机会。

已经阅读和实践前面 6 个步骤的男性已经了解了如何通过食物改善生殖组织。

根据阿育吠陀养生学，有利于男性生育的理想条件是：

• 精子质量处于平均或者高于平均水平

• 年龄在 25 ～ 40 岁之间

• 男方身体健康

假如你没处在理想状态也没关系，还是有相当机会健康孕育的。下面我们就专门讨论这个部分：

1. 充分了解温度和热源

男性睾丸的温度最好比身体其他部位略低。这对精子的顺利生成是必要的，这也是为什么男性的阴囊自然地垂在身体外部的原因。研究表明，只要阴囊的温度提高1℃，就会降低已经成熟生成并储存在睾丸里的精子质量。例如，当将手提电脑放在腿上或者座椅太热。温度过高对精子的负面影响不是永久性的，不过也需要几个月来恢复正常。所以计划怀孕的男性应避免任何使下腹部温度过高的行为：

- 温泉浴

- 热水淋浴的时间太长

- 呆在过热的水池或浴缸里

- 呆在桑拿房、太空仓或蒸汽房

- 呆在过热的太阳直射光或热带阳光下太长时间

- 电热毯或热水瓶靠近下腹部

- 把手提电脑放在腿上

- 人造或合成材料制成的内衣裤和泳裤

- 人造或合成材料制的床单和床垫

- 重辣的食材，例如辣椒、黑胡椒和红椒

- 口味重和辣味的饮料

- 长时间驾驶后座椅变热，中途不休息

- 过紧的内衣裤和裤子

多做这些行为

- 水温度适中、快速淋浴

- 穿着天然材料制成的内衣裤和泳裤

- 选用天然材料制成的床单和床垫

- 手提电脑放在桌子上使用

- 宽松的内裤和裤子

- 微温的食物和饮料

- 长时间驾驶时，中途离开座椅休息，不使用汽车座椅加温器

- 电热毯或热水瓶等热源远离下腹部和阴囊

- 注意预防发烧和感冒等病症

2. 充分了解辐射

研究显示电磁辐射可以破坏精子，特别是精子里的 DNA 都会受影响。尽管女方已经受孕，电磁辐射仍可能影响胎儿，导致问题新生儿，例如畸形等。

纽约的爱因斯坦医科大学的总结是——这方面的研究结果非常多样化，不同行为的结果也明显不同，有些案例甚至有前后矛盾的情况。

不过，考虑到对健康有潜在风险，还是小心为妙。尤其是当精子会受到影响时，不仅是你自己的生育力受影响，连后代都会受牵连。一些初步的研究显示使用手提电话和不孕症有关联。2012 年浙江医科大学附属妇科医院的实验研究发现，电磁辐射抑制精子的移动能力和精子细胞的活力。其他研究也提示电磁辐射破坏精子，特别是精子的 DNA。

研究发现，各类电磁辐射，包括使用手提电话，对精子有负面的作用，可能会影响精子数量、精子移动能力、存活能力和生存形态。澳大利亚的一项研究检查人类的精子细胞，发现电磁辐射使精子细胞产生更多的自由基，使精子细胞的移动能力和存活力都减弱，导致DNA裂变（基因物质分裂折断为细小的碎片，不再完整）。挪威的一项研究曾经对1 487名暴露在电磁辐射环境中工作的海军人员进行检查，结果是那些在电子通讯、雷达和声纳岗位的人，患不孕症的风险增加。

作为男性而言，为了增加精子数量，确保胎儿健康，保护好你的盆腔腹腔是必要的。为了安全起见，请让你的下腹部免受手机、电脑、无线网络和无线电话的辐射。

避免以下行为

- 手机放在衣裤口袋里或者挂在腰间
- 手机放在床上
- 在无线网络区域停留时间过长
- 使用无线电话

多做这些行为

- 手机放在手提包里或者桌子上
- 晚上把手机关掉
- 晚上（或不使用时）把无线网络关掉
- 尽可能使用固定电话

3. 增强你的免疫系统

感冒或者流感会降低形成和移动过程中的精子质量。同样，日常小疾也有影响，例如咽喉痛、口腔炎和咳嗽等。原因有两方面：首先，发烧或者逐渐升高的体温会导致阴囊过热；其次，疾病直接影响着免疫系统，进而也影响了精子质量。因此，准备生育的男性需要强壮健康的免疫系统，免受疾病侵扰的同时提高和保证精子质量。为此，你可以通过这三方面来增强免疫系统：睡觉、好心情、维生素 D。

睡眠和休息

- 早点上床，确保高质量的睡眠

- 周末时多休息

- 避免压力

心情愉快

- 愉快随和的心情可使免疫系统增强

- 多和使你开心的人在一起

- 选择那些让你感觉美好的书籍和电影

维生素 D

- 每天都让脸和手臂的皮肤直接在阳光下沐浴 5 分钟到半小时

- 每天都吃奶制品，例如全脂牛奶、黄油、提纯黄油、奶油、软

奶酪、干酪、马苏里拉奶酪或者鸡蛋

避免受寒和感冒

如果得病了，请采取措施以尽快康复。在感觉不舒服时，应尽可能多睡，午间小憩、晚上早睡或者整天都休息。

4. 充分了解内分泌干扰素

避免食品和环境中的内分泌干扰素。相当多的化学品会干扰内分泌平衡和降低精子质量。多吃有机食品，选用能生物降解的卫生用品、洗衣剂和清洁剂等。步骤八会提到更多。

5. 慎用药物

部分药品可降低精子质量甚至毁坏精子，包括治疗抑郁症的盐酸氟西汀、抗生素、用于痤疮的四环素等。有些药物会干扰精子的基因，导致先天畸形，例如预防脱发的处方药。如果你打算选用或者改用药物，请先咨询你的医生。

在大学里都是无线网络，所以我难逃它的影响。在家里我们也用无线网络，而且邻居们也都在用，所以我改变不了什么。尽管在实践中这些好方法没办法一一做到，但我发现这章对我很适合，我喜欢在家里时穿着宽松的裤子来回活动，我觉得舒服极了。总的来说，我觉得平静而强壮了。

——雅科波·迪尼森（Jacob Dinesen）

步骤八　远离化学品

通过本章你会了解到:

- 有害物质的清单

- 清理橱柜里的物品

- 塑料制品对生育力有潜在危害。当然你也不必太忧心,只需依
  照建议去做,就能减低负面影响

- 清理杂物间和浴室

- 一旦你有意识地观察厨房,就会开始看到你的清洁用品和个人
  卫生用品。读完本章你会了解下次购物时该买什么不买什么,
  对买衣服和家具的处理也同样

- 清理你家的药箱

  总体来说药品对生育力不好,但有时也需要。这里你会了解应该特
  别避免使用的药物。当然,在改用新药前,还是记得咨询你的医生。

影响内分泌的化学品

许多研究已经发现,我们的食物和环境中的化学品扰乱了内分泌
平衡和降低了生育力,我们把它称作内分泌干扰素。当开始为备孕保
持身体健康时,非常有必要对居住环境中的内分泌干扰素和对人体器

官有影响的化学品进行清理。

很多化学品对生育力有明确或者待确定的影响，有些会导致不育不孕或者难孕，有些会导致胎儿受损。在生活中我们使用的化学品日益增加，无处不在，而这也可能是不孕不育人数越来越多的原因之一。

这些化学物质的名目繁多，其他的物质里也含有这些化学物质：

- 铅和其他重金属

- 甲醛

- 苯

- 二氯二苯三氯乙烷（俗称 DDT，知名的杀虫剂）

- 戴奥辛（PCB，dioxin）

- 苯甲酸酯类（防腐剂）

- PFC（氟化物质）

- 邻苯二甲酸盐（Phthalates，一种塑化剂）

- 双酚 A（BPA）

- 二溴氯丙烷（DBCP，一种杀虫剂）

建议

- 所有的用品，尽量以玻璃和陶瓷制品代替塑料品

- 厨房的餐具和器皿，以木质的代替塑料的

- 购买食品时，尽可能选用纸盒或者玻璃包装的食品，不买罐头装的食品

- 从现在开始，清洁用品和洗发剂等日用品都选用有机产品

清理你的衣柜和抽屉

由于内分泌干扰素在我们的食物、家居和环境中分布和应用很广泛，几乎不可能完全避免。科学研究也缺乏明确的结论，所以很难有明确的指导。

安全第一

为了确保安全，我们尽量从自己能做的开始。步骤八指引你如何处置那些可能含有危害的家居用品。

储存在瓶子、金属罐头、易拉罐、纺织品和家具中的化学物质总是不停地向环境中微量地释放着，通过食物、呼吸、皮肤吸收进我们的身体。虽然很轻微，却明显地危害我们的生育力。

如何运用步骤八

你可以从建议开始，也可以依照本章细节采取更详细的做法。有些建议可能只有在你重新装修时才用得上。从经济角度考虑，可能也较难一步到位把所有东西都换掉。所以可以从细小的调整开始，哪怕你的购物习惯改变了，对生育力的保护也是一大进步。

厨房

在厨房里，你会发现我们的许多食物都直接接触多种塑料和涂料。所以，你可以从多方面的调整来减少与内分泌干扰素的接触。

避免塑料薄膜

不要买那些用薄膜裹着的蔬菜和肉类。这些薄膜含有干扰内分泌的邻苯二甲酸盐和损害生育力的双酚 A，也不要用薄膜包裹三明治或剩菜。可以用纸或纸袋代替，把食物储存在玻璃器皿或陶瓷瓶子里。买带有机标志的三明治纸袋。买玻璃器皿和刀叉时，留意一下包装，注明适合接触食物的才买。但由于这方面并没有明确的法律规定，并非所有的物品都有这些标志。

避免软塑料

尽可能地避免使用软塑料，像塑料鞋垫、瑜伽垫、餐具垫、桌布、浴帘等等，特别是接触身体的任何软塑料制品，因为软塑料大多含有邻苯二甲酸盐。代替的方法是购买带有机标志的。

避免塑料瓶

尽量不买装在塑料瓶里的饮料。PET 是一种聚酯塑料，大量应用在苏打水、矿泉水包装和吸塑包装托盘上。PET 代表的聚对苯二甲酸乙二醇酯似乎会扰乱内分泌平衡。透明和硬塑料可能含有双酚 A，所以也不理想。买那些装在玻璃瓶或纸盒里的饮料。至少以目前所知的资料来看，还没发现用来装牛奶和果汁的纸盒带来健康问题。

减少使用硬塑料

用木质器皿代替塑料制品。硬塑料加热后会释放出有害物质。也不要使用不锈钢制成的叉、勺、铲，因为它们容易刮花碗和锅，导致容器的涂层、塑料或者金属脱落，哪怕是一点点，和食物混合在一起，也会带来影响和伤害。切食品用的案板也最好用木质的，因为刀子很容易刮花塑料案板，和菜一起混入食物里。也请了解微波炉的负面影响，见第 64 页。

远离不粘涂层的锅具

避免使用含有特氟龙等各种不粘涂层的锅和盆盆罐罐，这类涂层表面不断释放着少量的有害物质，直接融入到食物里，请改用不锈钢或者铸铁材质而且没有涂层的锅具。铸铁锅开始使用时，需要先用菜籽油搽匀才不至于太干。

你家里的其他地方

不仅是橱柜，还有食物储藏室、洗衣房、浴室都可能填满了含有有害的内分泌干扰素的瓶瓶罐罐。墙壁上挂的画，甚至是家具也可能有类似的负面影响。一点点地清理，不必慌张或操之过急，降低有害化学品的伤害是个渐进的过程。

清洁用品

最理想的是只用有机产品。选购有机清洁剂、洗衣剂、洗碗液。非有机的清洁剂往往含有内分泌干扰素和其他有害物质。适量使用清洁剂，可以参照包装上的用量指示，切忌大肆直接倒入过量的清洁剂到洗衣机或洗碗水池里。询问天然有机商店里的店员，选购那些含有天然精华液（油）的清洁用品，因为它们不含有害物质。

个人护理品

为了避免防腐剂等对生育力有负面影响的有害化学品，只选用有机产品，例如化妆品、面霜、洗发液、香皂等。避免使用各种香水，可以用纯有机的花香精华，像精油类的。如果要染发，也请使用有机的染发剂。用有机香皂，不要使用任何漱口水。洗衣服时，少放洗衣粉，不要使用干洗方式洗衣服，因为干衣机使用的多种化学品里的内分泌干扰素会残留在衣物上。衣服最好用洗衣机或手洗，并且停止购买只能干洗不能水洗的衣物。

家具与画饰

现在开始只买实木家具，不买含压缩板材料的家具，因为这些人工预制的板材会持续数月甚至数年释放出甲醛，它也是常见的内分泌干扰素之一。如果你需要挂画作为装饰品，买有机材料的或者不含铅的，这样可以避免画饰生产过程中产生的和材料中含有的重金属，例如铅和其他化学物质。

保持家里和办公室的空气流通

确保家里和办公室里空气的纯净和新鲜。

巴西圣保罗医科大学进行了短期暴露在空气污染中对预受孕（受孕前）影响的检测。他们发现预受孕期暴露在重度污染粒子中与早孕流产有关联。

许多研究已经显示，如果怀孕妇女处在空气污染，像亚硝酸根离子、浓烟、二氧化硫的环境中，造成婴儿受损、各类型畸胎和先天性疾病的风险就大幅增加。

在室内增添某些绿色植物对每个人都是有益的，这些植物释放氧气、吸收二氧化碳。

如果你居住在乡村或郊外空气清新纯净的地方，最好每天 3 次打开门窗，每次 5 分钟，借以交换新鲜的空气。如果你住在空气污染的城市里，请在每个房间里使用空气净化器。在空气重度污染的时候，尽量呆在室内且不要打开窗户，考虑戴上口罩，特别是外出时。也不必因此而担忧，只需知道它是你生活中重要的一部分就好了。

下面是应对空气污染的一些方法：

- 用一点芝麻油和罗文莎叶精油混合在一起，抹在鼻孔处

- 从印度购买牛粪饼（cow dung cakes），传统上印度一直用它应对空气污染（可在印度的一些寺庙买到），加一些天然樟脑和几滴牛奶酥油，和穆库尔没药（Guggulu，一种瓦塔安定树脂）一起揉成晶体状或粉末状，然后点燃它，可以起到净化空气的

作用，使用时请注意防火

- 用乳香、没药、杉木精华油，滴在香薰灯或者空气净化喷雾器里。不要混合它们，每次只用 1 种

花园、阳台和盆栽植物

只买有机肥料和有机杀虫剂，花草、蔬菜种植和盆栽的所有用料、用品都使用可以生物降解的有机产品。

药品

许多研究已经告诉我们，众多药物（含处方药）都对男女生殖系统有危害，有些可能损害 DNA，有些可能导致畸形或者带给胎儿各种损害。研究人员们不断地发现药物的新的副作用，也说明了药物的影响远远大于说明书明示的副作用。因此，为了安全起见，最理想的是完全停止使用任何药物，真的非常有必要。如果你已经在用一些必要的药品，当你需要更换其他药物的时候，一定请先咨询你的医生，也把对怀孕生育更加安全稳妥的因素考虑进去。

和你的医生讨论这些药品：

- 血压药，包括利尿剂
- 治疗精神问题如抑郁症或焦虑症的药物，例如盐酸氟西汀（fluoxtine）
- 各种抗生素
- 治疗风湿性关节炎、牛皮癣和癌症用的处方药氨甲叶酸（methotrexate）

- 治疗溃疡和胃酸反流用的处方药西咪替丁（cimetidine）
- 肠道易激综合征使用的药物
- 治疗男性脱发的药品
- 合成（代谢）类固醇

向有关部门了解更多信息

- 环境保护局
- 食品药品监督管理局

我们暂时没有对软塑料薄膜进行更换。但是我们把沐浴露换成了防过敏的牌子，新买的睫毛膏换成了德国某品牌的……一步步地更换家里的化学品对我们来说是自然而然的事。

——伊莎贝拉·奥利维·利兹（Isabelle Olive Leth）

步骤九　排解压力

通过本章你可了解到：

- 精油按摩

  使用精油按摩能舒缓神经系统，了解它的效用和操作

- 瑜伽

  每天练习瑜伽可以消除压力。学习瑜伽里的拜日式，现在就
  开始

- 呼吸练习

  呼吸是获得平衡和宁静的好途径。练习一种简单的呼吸方法，
  镇定和平衡你的整体系统——精神和身体

- 静坐

  静坐是获得新能量和降低压力最有效的方法。在这里你会学习
  一种非常简单轻松的方法

消除压力可提升生育力

在最近几十年里，压力是导致生育力明显下降的主要因素。在原
因不明有生育障碍的夫妇中，每10对里有4对与这样那样的压力有关。
如果一位女士充满压力，就会影响她排卵的能力。所以，准备怀孕的

一个重要事项是给自己更多的时间和空间，男女都需要。就算你不觉得有压力，平和宁静的生活方式无疑会对生育力有补益。把生育力看作是没有上线的弹性标杆，你永远都可以改善和提升它，从普通到更好，从正常到卓越。

舒缓神经系统

正如步骤二指出的，运动和健康的习惯很重要。当我们总是维持着常规的事情和熟悉的习惯，而不用总是考虑下一步做什么时，我们的神经系统自然会很放松。慢下来，多休息，多点停顿和歇憩，适当休假。依照步骤三和步骤四的饮食计划能滋养和镇定我们的神经系统。在这个步骤里你会学习到在生活中多做一点点来解除压力，进而补益神经系统。

建议

- 每周几次用精油温和地为自己做全身按摩
- 每天做瑜伽练习
- 深呼吸

（一）精油按摩

做按摩可以减缓压力，有效放松。按摩油从皮肤表面往里渗透，无数的神经末梢慢慢吸收这些油养分，神经系统开始放松，带来愉快和舒缓安适的感受，化解压力的效果不言而喻。

精油按摩减缓压力

香油带有独特的效果，如果按摩前把香油加热，加入一点有舒缓功效的芳香精油，那么效果会更好。油温帮助打开皮肤的毛孔，使油更容易被吸收，精油有独特的镇定作用。最理想的是每天都做精油按摩，如果没条件，至少也在周末做 1 次，你也同样会看到效果的。你可以现在马上就开始做，也可以等等看。简化版的做法是，花几分钟把精油在全身抹匀，把它当作润肤露。当你有时间时，最好做标准版的，用大约 10 分钟把精油在全身轻柔地涂抹和按摩。

在开始准备精油按摩前，请注意在下水道的管口加一个过滤网，用来网住按摩过程中掉下的粘了精油的头发，以免堵塞下水管道。或者在下水口倒入一点洗衣粉，精油按摩结束后倒入一罐开水来冲走堵塞物。

下面是阿育吠陀式的一套精油按摩的完整介绍。

精油的做法、按摩方法

精油的准备

- 在 1 杯有机冷榨的香油里滴入 10 滴精油
- 对女性来说，适合选择薰衣草、天竺葵、茉莉、依兰或者玫瑰精油。而男性则适合用檀香、茉莉、依兰或乳香精油
- 如果香油会对你的皮肤造成刺激或引起过敏，可以改用橄榄油或者椰子油
- 把油加热，可以把油杯浸在热水里，或者放在温度适中的暖气

片或发热片上使其变得温热

- 也可以把油放在大调匙里，放在点着的蜡烛的小架子上加热

按摩

- 确保你按摩时呆的浴室或房间是暖的，避免受凉
- 在地板上铺上 1 块浴巾，坐在浴巾上，这样精油不至于弄脏地板
- 轻柔地把精油涂抹在全身，均匀地按摩全身
- 多用些精油，让它在身体上停留 10 ~ 15 分钟，在等待的过程中，可以躺下或坐着，全身放松
- 毛孔充分打开后，用热水淋浴
- 热水浴可帮助精油充分渗透，除去老化皮肤和角质
- 用浴巾轻柔地擦干，不要刻意把精油擦掉，让它保留在皮肤上

喜悦分享··· 精油按摩后的**酣睡**

　　我觉得精油按摩非常舒服。刚开始时我做得很仔细，所以花了比较长时间，现在我熟悉了，就可以很快地进行。夜里把温热的油抹到皮肤上，按摩后很快地淋浴，然后上床睡觉是件非常愉快的事。我的皮肤变得平滑柔顺，以前干燥的皮肤、耳朵的湿疹和头皮屑都消失了。

　　　　　　　　　　——伊莎贝拉·奥利维·利兹（Isabelle Olive Leth）

（二）瑜伽练习

在各种消除压力的运动练习中，瑜伽是最明显和有效的。每天做几组瑜伽练习，或者每周 2 ~ 3 次也很好。如果你在家自己练习瑜伽的话，做 10 ~ 20 分钟就好了。不要给身体压力，只做些让身体感觉愉快舒适的动作就好。如果你已经知道了一些瑜伽动作就很好，如果还不知道，可以从书上或者瑜伽课程里学习，有很多好书可以选择。参加一个瑜伽课程班的好处是得到老师的指点和每周有规律地练习，或者参加周末课程也不错。[⑦]

拜日式是极好的瑜伽系列姿势，下面会详细介绍它。你可以在家里的地板上，把本书放在旁边对照着做；你也可以在网络上找到拜日式的各个姿势的图片。这套练习能达到非常好的放松和补充精力的作用。

拜日式

这组练习包括 12 个连续的姿势和动作。

- 12 个动作形成 1 组拜日式
- 对于熟练者，做完 1 组 2 ~ 3 分钟，左右腿轮换一次算 1 轮，每天至少做 3 轮

---

⑦ 为免不必要的误伤，保证有个顺利的开始，建议没有瑜伽经验的新手，最好从报名一个初阶学习班开始练习。等你对一套动作比较熟练，体会到位了，可以根据情况在家里自己练习。

- 尽可能每天都做这组练习
- 瑜伽练习的最佳时间是早上，也可以在其他合适的餐前时间做，不宜在饭后饱腹时做瑜伽练习
- 这组练习适合每个人，只要身体有普通的灵活度和柔韧度就可以。身体会在练习过程中变得柔软

拜日式的功效

拜日式瑜伽动作对健康有多方面的积极功效和作用。
- 增强心血管系统
- 提高血液流量
- 改善消化功能
- 调整新陈代谢和内分泌平衡
- 使身体强壮而富有弹性、柔韧性
- 各要点部位都得到了刺激
- 可激发额外的能量

拜日式动作分解

做瑜伽练习时，重要的是跟从呼吸，让呼吸决定你该何时调换姿势。每次换姿势都应该在呼气或者吸气时进行，稍加停顿，等到你想呼气或吸气时自然而然地换到下一个姿势。

依照你自己的节奏来做，这样你的呼吸也自然变得缓和而没有不自然或者不顺。正确呼吸是瑜伽练习的关键，它带来充分放松的效果。对于初学者，需要一段时间摸索尝试才找到呼吸和动作之间的和谐一

致，这是很正常的。

1. 向太阳致敬

在瑜伽垫或者布垫上做这组练习。自然站立，背后挺直而自然放松，双臂自然垂直在两侧。两腿分开，距离大约与胯同宽，然后吸气。当你自然呼气出去后，提起双臂向前，弯曲双肘，双手合掌放在胸前，手指尖向上，手掌自然伸直放松。这是印度式的致敬礼。

2. 向后拉伸

在下一个吸气时，伸展双臂，让它们尽可能向前向上平行地伸直，肩膀保持放松不要向上耸肩，保持自然，慢慢地向上向后伸展，后背形成拱形，这样使身体的前部得到很好的拉伸，你开始感觉到拉伸带来的舒展感。

3. 前倾

在下一个呼气时脚底牢牢抓地，手臂伸直向前倾向下伸展，身体前部形成一个大拱形，腿部站稳，背部、肩膀和脖子保持自然放松。双手在能达到的范围内继续向下伸展，也许你的手能触碰到脚趾头或者地面，也许碰不到，也许只碰到小腿、膝盖或者大腿，都没关系，注意不要过于用力以免扭伤。如果手够不到脚趾或者地面，你可以把手自然地放在腿上。如果能够得着地面，也可以把手掌舒服地放在地面休息一会儿。如果因为膝盖挺直而够不着地面，也可以试着膝盖稍弯曲。感觉这前倾姿势使身体后部拉伸带来的舒展感。

4. 右腿前弓

在下一个吸气时（将左腿向后伸直，左膝盖和左脚趾都接触到地面），右腿在膝盖处弯曲（像扎马步），两手撑地放在右腿两旁。拉伸你身后的左腿、胯部和大腿内外侧，头部向后仰，眼睛向上看，停留一会，感受臀部的伸展感。

5. 向上拱倒 V 型

在下一个自然呼气时，把右腿往后伸，与左腿平行，双掌继续在前方撑地（位置不变），伸直手臂，拉伸双腿，腰臀部伸向天花板，这时身体形成一个倒 V 型，头自然向下垂着，放松头部和脖子。

6. 放低膝盖和腹部

下一个吸气时，身体向前推，继续由双手在地板上支撑着身体。手臂弯曲，肩膀向下靠（双脚以脚趾撑地），尽量不要让腹部着地，如果觉得拉伸过度，担心扭伤，也可以让腹部在地板上自然放松。头部向后仰，眼睛看天花板。尽可能舒服地伸直手臂，如果伸直手臂觉得不适，也可以弯曲双肘让手臂有所休息。

7. 再回倒 V 型

下一个呼气时，身体还原为倒 V 型，腰臀部顶向天花板，头颈部自然下垂，放松脚趾和手掌。

8. 左腿前弓

在下一个吸气时（将右腿向后伸展，右膝盖和右脚趾都接触到地面），左腿在膝盖处弯曲（像扎马步），两手撑地放在左腿两旁。拉伸你身后的右腿，就像第四个动作一样的姿势，头部向后仰，眼睛尽可能向上看天花板（停留一会，感受臀部、胯部、大腿内外侧的拉伸感）。

9. 手掌撑地

下一个呼气时，把右腿收回和左腿平行，两腿距离约与胯同宽（头部自然垂下），双手保持在地板上，尽可能拉伸双腿。如果感到不舒服或者有困难，就把手放在腿部的任何够得着的部位，膝盖可以微微弯曲。放松头颈部和肩膀。

10. 向上举起

下一个呼吸时，上半身抬起，回到自然站立姿势。

11. 再次向后拉伸

手臂伸直举过头部，放松肩膀自然下垂，尽管手臂是举着的。手臂慢慢地向上向后伸展，后背形成拱形，以你能达到的程度为宜，这样使身体的前部得到很好的拉伸，感受到拉伸带来的舒展感。

12. 回到向太阳致敬式

在下一个呼气时，把双臂从头部往前收回，把身体由后弯的拱形里带回来，直到双臂自然下垂在身体两旁。继续呼气，弯曲双肘，手臂向前聚到胸前合掌，伸直手掌，手指向上，以印度式的向太阳致敬结束这一组的练习。

继续练习

继续下一组的拜日式练习，这次以左腿先开始。当你把左右腿都换着各做了 1 组，就算做完了 1 轮。如果可以，至少做 3 轮，直到你完全熟悉它的整个步骤。

轻柔地呼吸

放松的一个好方法是随时随地都平和均匀地呼吸。好的呼吸方式能帮助身体充分吸入氧气，深入滋养全身和脑细胞，保持身体和脑力的整体平衡。均衡的呼吸也有助于及时觉察自己的身体和情绪状况。每小时休息一会，站立，伸展身体，做几个深呼吸。特别是在空气清新的环境中多做它。此外，你可以交替使用下面提到的呼吸练习，每天 2 次，尤其当有压力或觉得紧张时，它可以帮助你放松身体，提升左脑和右脑的平衡。

交替呼吸练习

姿势

- 舒服地坐在椅子上，双腿平放垂直于地面；条件允许的，也可以盘腿坐好
- 把左手自然地放在大腿或膝盖上

- 背部挺直，头部自然伸直，放松
- 把右手举到在鼻子旁，大拇指放在右鼻孔旁，准备压在右鼻孔上让它闭气不呼吸
- 右手的中指和食指在左鼻孔旁，准备压着左鼻孔上让它闭气

呼吸练习

自然呼吸。用你右手的大拇指和中指加食指交替地压住左鼻孔和右鼻孔，让右鼻孔和左鼻孔轮流交替地呼吸。在每次准备吸气或呼气时，先屏气停留片刻，直到你想呼气或吸气了，自然而然的，不要刻意和克制。每次吸气时，就换到另一边鼻孔。可以跟从这个节奏进行：

呼气—吸气—换鼻孔呼气—吸气—再换另一边鼻孔呼气。

- 拇指压住右鼻孔时，由左鼻孔吸气和呼气
- 食指和中指压住左鼻孔时，由右鼻孔吸气和呼气
- 持续地以这个方法由左右鼻孔交替呼吸
- 每次做 3 ~ 5 分钟
- 深长而自然地呼气和吸气
- 你不需要专门去听呼吸的声音
- 多做一段时间后，你会发现呼吸自然而然变得平静而深沉

（三）静坐

静坐是消除压力最有效的方法，它已经被多方研究证实了有多重效果：

静坐的功效

- 减少产生应激激素（压力激素）

- 更容易入睡

- 焦虑和激动的情形减少

- 头痛、偏头痛减缓

- 紧张感减缓，更容易放松

- 抑郁的情形改善

- 脑力活跃，工作效率高

- 选择和判断能力增强

- 业绩提升

- 智商提高

- 全观和专注力增强

如何静坐

- 每个人都可以学习静坐

- 如果你已经运用某种静坐方法，就请继续你的方法

- 静坐的方法非常多，关键是找到适合你的

- 你也可以尝试超觉冥想（transcendental meditation，简称 TM）
  的静坐方式，它简单易行，毫不费力

- 超觉冥想是有超过七百多种科研文献记载的静坐方式

- 假如你还没学习过静坐，而你希望现在就开始学习 1 种简
  单有效的静坐方法，下面是初学者在静坐前的放松练习

然而，静坐不是用来代替睡觉的，所以，尽管你开始静坐，也还是要保持充足的睡眠，按时上床休息。睡眠不足是最常见的压力的成因，它不断积累疲劳，导致神经系统过度紧绷，带来抑郁和焦虑。所以，睡眠是构建幸福生活、快乐富足、宁静安定的不可缺少的基石。

初学者放松术

有 2 种小小的放松术也许适合你每天做。你可以一起做，也可以分开做。例如每天早餐前做 1 次，傍晚下班回家后，在晚饭前做 1 次。尝试它，然后找到适合自己的节奏与习惯。

1. 傍晚小憩

傍晚是很适合放松的时间。先让自己处在舒服的环境中，盖上合适的被子，保持身体温暖适度。全身仰卧在床上，头部不用枕头，双手平放在两侧，自然松开与躯干有点距离，手心向上，双腿张开与胯同宽。放松着躺 2 ~ 5 分钟，脑袋放空，什么也不想，如果有念头来也没关系，不要试图控制念头，也不跟着它跑。只是简单地享受这一片刻，自然放松，享受无所事事、心无挂碍的感觉。如果你睡着了也没关系，就当作小睡了一会。

2. 随音乐放松

找些和谐、舒缓放松、宁静的音乐作为背景，中国或印度的传统音乐、弦乐、钢琴都可以。舒服地坐在沙发里，闭上眼睛，只单纯地听着, 5 ～ 10 分钟, 什么也不做, 充分享受这放松闲暇的时刻。

学习正确地静坐

如果你希望开始学习和进行深入的静坐，则有必要找一位合格的、被授权可以教静坐的老师指导你。例如，可以通过超觉冥想组织推荐或者联系到静坐老师。超觉冥想的静坐简单易学、人们往往乐于在实践中享受它。任何人都可以学习这一静坐，它不需要任何前提条件，它向各种学历、信仰、年龄、生活态度和生活方式的人开放。你还可以在许多场所进行这一静坐，包括在飞机、公交车或者火车上。

喜悦分享··· ◁ 精力**充沛**

　　最近我发现自己变得精力充沛和强壮了。我妈妈也这么说。当我照着 10 个步骤一点点地实行时，它就慢慢地发生了变化，让我觉得这一过程美好而享受。

　　　　　　　　——伊莎贝拉·奥利维·利兹（Isabelle Olive Leth）

步骤十　心智健康与家庭和谐

通过本章你会了解到：

- 营造和谐愉快的家庭气氛，使用柔和的音乐和各种灯光，香薰精油也可以带来舒缓安定的效果，总之让甜蜜和谐围绕着你

- 平和的心情

- 备孕期间，伴侣之间应互相温柔体贴，温暖亲切地照料对方

- 充分想象和相信美好生活

- 你的所思所想很重要，运用你的想象力充分创造美好生活的愿景。想象着你理想中的可爱宝宝降临到你家后，你们家庭生活的全部画面

准备好迎接新宝宝的家庭气氛

步骤十是本书的最后一个生育力步骤。从中你可以得到启发，如何在你的家里和你的内心营造一种开放的、温暖的家庭氛围。不管你是否已经有了宝宝，是时候把你自己从心理层面转换为父母的角色，衷心迎接小天使的到来。

建议

- 找到喜欢的抒情音乐

- 准备 1 个香薰灯

- 常常想象你已经有了小孩，宝宝已经来到你的家庭

- 面对和处理你的恐惧和担心，如果你有这样的恐惧和担心的话

（一）和谐愉快的家庭环境和气氛

平静、详和的家庭氛围有助于减少压力并有助于创造一个平和开放的心态来迎接新生命的到来。你可以尝试以下方法改善气氛：

远离噪音

- 尽可能地减少或远离噪音

- 用地毯或一些软装饰也可以减低噪音

- 把门关上，至少在你的小空间里保持安静、详和与放松的氛围

- 所有的电子产品，当不使用时，确保把电源都关掉，而不是保留在插电或待机状态，因为插电或待机状态发出的嗡鸣声音虽然很小，但是对你的环境是有干扰的

远离电磁辐射

理想的状态是你家里没有电磁辐射。避免任何无线型的电子产品，尽量全部使用有线类型的。

　　需要注意的是，计划怀孕的伴侣们的生活内容最好以视同怀孕的状态为准，因为当女方受孕后一般需要几周才会被发现或检查到，而这时刚刚启动生命的幼小胎儿是非常敏感脆弱的，很容易受干扰。电磁辐射对怀孕的整个过程都有着直接的负面影响。

　　尽管有些研究结果显得有些矛盾，不过很多研究报告提示——电磁辐射对小孩产生系列的严重后果，例如行为障碍、学习障碍、记忆问题、不规则心跳、睡眠障碍和脑部肿瘤等。南加利福尼亚大学跟踪了 28 745 个小孩，从受孕开始到 7 岁期间，发现其母亲在怀孕期间使用手机的小孩，呈现注意力不集中的特征。

享受愉悦的音乐

- 在家里播放愉悦的音乐
- 在家里，甚至在单位时，多听和谐宁静的音乐
- 当你听音乐时，不要同时做其他事情，因为那会分散精力，造成脑力疲劳
- 倾听韵律节奏安静、和缓喜悦的音乐，它带来舒缓放松的效果
- 传统的中国古典音乐是不错的选择
- 也可以选择表现自然界声音的音乐，它起到安抚、镇定神经系统的功效
- 有人喜欢西方音乐，像莫扎特等经典的音乐家的曲目，还有人喜欢其他的传统音乐，像印度的甘达瓦吠陀音乐（Gandharva-Veda）
- 有条件的可以多去听音乐会现场演奏的经典音乐曲目
- 在空气好的时候，多去室外的绿地走一走、坐一坐，大自然有

天然的放松效果

多晒自然光

- 日光对人类的精神和情绪都有重要作用，特别是在寒凉的冬日里。日光不足容易导致抑郁症

- 每天到外面走走，特别是早上

- 日本的研究表明，早晨的光线有助于调节人体生物节律和各项身体机能

令人愉悦的气味

- 特定的香味可带来祥和与平衡的气息

- 植物芳香精油对大脑有直接功效，它们主要作用于与情绪和记忆有关的大脑边缘系统

- 选1个香薰灯或者微型的空气喷雾器，点着它，让精油的气息在房间里缓缓释放，它自然也传到你的呼吸里

- 另一种方式是滴几滴精油在你按摩用的油里，具体参见步骤九

- 有实验表明，不育的苍蝇通过使用芳香疗法的姜精油后可能会怀孕

- 母鸡被喂食鼠尾草、牛至、月桂、薄荷和茴香提取的精油后变得更多产了。很可能植物精油对人类的生育力也有作用

- 对男性来说，檀香精油更加适合

- 对女性而言，适合用鼠尾草、天竺葵和茴香精油

喜悦分享···　　　　　　　　　　　　美妙的**古典音乐**

　　我一直爱听各种音乐，特别是舞曲和节奏感很强的音乐。现在我听得更多的是古典音乐，特别是莫扎特、贝多芬和其他的古典大师们的曲子。它让我感觉美妙极了，对我们正合适！

　　　　　　　　　　——伊莎贝拉·奥利维·利兹（Isabelle Olive Leth）

（二）稳定放松的情绪

心理准备和情绪平和对备孕相当重要。情绪平稳的话，受孕的机会就大很多。当有心理和情绪压力时，怀孕容易受阻，而伴侣之间或者与家庭亲人不和造成的忧虑，也阻碍着顺利备孕。

和谐愉悦的两性关系

- 伴侣间的和谐关系和气氛对生育力大有助益
- 两人之间每天都应该有些时间一起放松，谈谈心
- 专门给对方一些时间，专心诚意相待
- 一起去散步
- 周末或者休假时，安排两个人一起出门旅行

女性的担心

有些女性下意识地担心怀孕会给身体带来变化。对未来的变化有一点点担心是很正常的。现代很多女性自我期许很高，希望自己身材苗条、形象良好，并且在工作和家庭各方面都很成功，而这种焦虑和缺少安全感的心理状态恰恰容易造成受孕困难。所以，对于女性来说，从心理上接受怀孕带来的身体和生活变化也是孕育准备的重要一步。

女性如何解除担心

想象着当你充满着期待，热切地迎接小宝宝到来的心情。

现在开始想象：当你期待的小宝宝已经来临，你陪着他（她）在你身体里慢慢长大的过程，你是怎样的？专注在你渴望的小天使已经来到的喜悦上。同时，也不要忽略你担心的感觉，观察你的情绪并接受它，接受你的感觉而不去判断它，也不责怪你自己。这时候正适合多发展我们的女性能量，增强我们滋养包容、柔和安静的一面，给自己更多的自由来放松，不必努力表现什么，一切都在自然而然中酝酿和孕育着。你可以和其他正在怀孕或者已经成为妈妈的女性聊聊天，分享感受。和过来人聊聊可能更有用，那些已经把孩子抚育成人，甚至已经有了孙子或曾孙的女士们，她们充分理解这一过程，也有着宝贵的经验。把你的关注点放在积极和创造性的一面，这也正是女性特有的生命价值和历程，创造生命、享受天伦之幸福与安乐，而不要去管什么业绩和结果。读些积极愉快的书，听听柔和的音乐，享受烹调，做些针线活，或者发现和培养一项新的兴趣爱好。

　　这时也要给予你伴侣充分的关注和照顾，包括你的朋友和家人也可以一起关心他，这样他会获得更多的力量来支持和照顾你。经常问问他的观点，听从他的建议，当他帮了你时，哪怕只是小事，也要及时表达你的感谢之情。充分关心他在意的事情，例如他的工作、兴趣爱好等等，经常表达和流露你对他的欣赏和感激。一起看娱乐电影，一起徜徉在大自然里，和一些孩子们玩耍，坐下晒晒太阳。事无大小，样样都能带给你们美好和益处，一起沐浴在温馨愉快的气氛里。

男人的担忧

无论是否已经有了小孩，男性需要在心理上调整到成为父亲的角色。男人自身和他的周围环境往往只关注女人，而她正在变成一位母亲。有些男性可能会担心失去自由的生活，再也不能呼朋唤友、自由参加各种活动和运动等等，他们害怕被绑在家庭生活上且绑得越来越紧；有些男性潜意识里会担心失去独享妻子的关注和照顾的优越感，这方面需要稍加预见性地预防，否则可能真会产生问题。所以，男女双方一起共同应对和准备这些情感因素是很重要的。

男人如何消除担忧

和你伴侣交流，说出来，一起应对这种情感担心和顾虑。焦虑和不安全感引起的心理障碍会导致难以成孕。请为即将发生的变化充分准备好自己，想象着能够让你的女人怀孕，两个人一起孕育和陪伴胎儿的成熟，然后你们家里迎来一个新生宝宝，惹人喜爱的宝宝。这一切是多么美妙和令人憧憬！多想想这些美好的愿景和画面，也接受你那小小的担心与害怕的心情。对于男性来说，从男人到父亲角色的转变，可以增强他的男性能量和形象：强壮、果断、行动力、创造力，出色地创造了生儿育女的成果，实现了和伴侣的实际而美好的愿望。和其他男人聊聊关于你准备做父亲的计划。同时欣赏你的伴侣的女性特质和她的变化，让她对自己的变化和新角色充满信心和期待。

周末时和她更多地一起相处，做些惬意放松的事情，让你们一起分享的时光和事情不断地传递和增强幸福感，把它不断延续和扩大。

对怀孕的心理准备

在心理和精神上对怀孕有充分准备是很重要的。想着它是一件简单、自然而然的事，保持平静愉快的心情，没必要担心或者抵触，多读些关于积极想法和保持信心的书。

想象和信念的力量

众多研究已经告诉我们，那些我们常常构想和热忱期待的事情或场景会在我们的现实中实现，这叫具象演习疗法。外科医生在做手术前进行这样的具象化观想时，手术能达到更好的效果。运动员们和一些商界人士常用这个方法，训练他们的心理，以达到竞赛或工作的目标。那么你们作为即将成为的新父母，也可以用这个方法充分想象所有你希望的都来到你们的生活中。有时候，一些关于未来的想法阻碍着我们停滞不前，与其这样，不如在心理和精神上充分准备自己，想象着所有和孩子有关的方面都最好地展现在你们生活中。同时，谋事在人，成事在天，对于上天和命运赋予你们的种种可能，保持充分开放和接受。想象着孩子在你怀抱里、在家里的情景。古老的阿育吠陀文献是这样强调精神准备的原则的："不管他们想的是什么，食物、行为还是活动，当丈夫和妻子的愿望越接近越相似，他们的孩子就会发展出父母愿望里的样子。"（摘自《阿育吠陀》文献 Sushruta Samhita，Sharirasthana，Chapter Ⅱ，verse 27.）

设想和宝宝有关的未来

两人一起设计和想象你想要一个怎样的孩子，他（她）来到你们家里时是怎样的，一个健康、快乐、可爱如你所喜欢的宝宝的表情、容貌、举动；他（她）成为你们家里的一分子，与你们其乐融融的场景、气氛，你也可以自己多多地观想；想象着宝宝将怎样成为你们家庭的新亮点和新动力，你们的生活内容和节奏也因为他（她）而启动新版本和新纪元！

总之，想象着你们全家将顺利过渡到一个新的、有美好前景的阶段，无论过去和现在你们的情况是怎样的。假如你们是再婚，也已经有了以前婚姻带来的小孩，最重要的是想象着随着新宝宝的到来，所有的家庭成员如何非常愉快融洽地相处。也可以一起讨论和设想，随着新宝宝的到来，每个人角色的新变化，多去想象乐趣和积极的一面。

　　有一对 30 岁左右的伴侣看起来很健康，准备多时可是仍然未孕，他们也使用了 10 个步骤中的建议和方法，变得强壮和放松，营养很好，每天生活中的压力也不大，就是仍然没怀孕。我为他们做检查后，发现女方有心理上的障碍和顾虑。我要求他们回家充分讨论，他们想要有怎样的孩子和生活。

　　下一次他们再来找我时，说他们明白问题所在了，原来女方不知不觉地总是担心，觉得他们家里没有新孩子的空间，因为他们家已经有一个男方从上次婚姻里带来的女儿，夫妻两个都希望不要因为有了未来宝宝而减少了给这个女孩的关爱和时间。这个想法造成女方潜意识的顾虑，从而无意识地抵制了怀孕的发生。

　　现在他们的任务是探讨和建立一个更好的、新的家庭结构，使每个人在其中都有恰当的位置和角色，父亲、母亲、现在的女儿和将来的宝宝，同时，还是要考虑与男方前妻更好地协作，以及与整个大家庭里的其他成员的交往和相处，爷爷奶奶、外公外婆等等。这对夫妇花时间做了很多讨论，然后一起观想和憧憬新的家庭结构和未来生活状态。做完这步，很快地，女方就怀孕了。

——夏洛特·贝赫（Charlotte Bech）

（三）10 个步骤收官，完美就绪

祝贺你们！你们做得很好，10 个生育力步骤都看完也做到了，下一步会是什么呢？让我们来看看：

从现在开始

- 一旦你完成了 10 个步骤的实施，你可以停止避孕，开始准备"造人"了

- 继续步骤四和五的饮食和营养补充以及其他各步骤的忠告

- 这时候你应该已经停止步骤一的清理和净化步骤，清理饮食、饮料、草药和香料等等，如果有什么原因你至今还在用它，在你停止避孕准备开始"造人"时，请停止它，这很重要

- 同时最好减少你看新闻的时间，特别是那些大篇幅报道坏消息、天灾人祸、战争和冲突的报纸

- 当你计划做父母时，你有权利更多地向内专注于自身，专注在美好的事物上

- 多读积极有趣的好书，多听令你放松、愉悦的音乐

- 继续实施步骤九，那些帮助你消除压力的生活方式

选对的时间

留意容易受孕的两个重要时间因素：女方最有可能在排卵期受孕；男方的精子可以在女性腹腔里存活 5 天甚至更长一点。

所以，最理想的是，从女性月经停止后的第一天开始就同房，大约相当于女性月经周期开始的第五天（女性的月经期从出血的第一天开始起算），当然你要避免在女方还有出血的时候同房。而且，女方在排卵期前后要保持心情愉快安静。好啦，现在开始好好享受生活，充分准备好去照顾即将到来的小天使！

　　祝你们好运，诸事顺心！

第三部分
疾病与生育力

阻碍生育力的常见疾病

在本书的最后部分，我们来了解导致生育力弱化的常见疾病。假如你有这其中的疾病，请继续采用本地医生的治疗方案，同时以本书的建议作为补充，坚持使用 10 个步骤的建议会对你的治疗和生育力有益。在你想改变任何治疗方式之前，或者对本书的内容有疑问时，可以与你的医生充分讨论。下面介绍对生育力有负面影响的疾病。

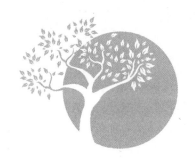

其他未被提及的阻碍生育力的疾病

假如你患有本章未提及的其他疾病和问题，例如可能是前列腺问题、经前综合征、脂泻病、遗传疾病等，你仍然可以从 10 个步骤中获益，不管你是否正在采用医药治疗。

同时做帕迦卡玛疗法

对于患有疾病的情形而言，无论有哪种病症，仅用 10 个步骤的方法是不够的，采用阿育吠陀中的净化治疗帕迦卡玛疗法就很有必要了，详见本书步骤一的介绍。在做这个深入净化治疗之前，也可以询问你的医生的意见，假如她对此疗法也有所了解的话就最好了。

（一）子宫内膜异位症

子宫内膜异位症会明显降低生育力。这个病症广泛存在着，也容易被识别和诊断，当女性被感染时，会伴随着非常难受的疼痛。

女性在月经期体内经历的过程

每次月经结束后，新的周期开始。在新的周期，子宫腔内壁的黏膜一天天地长厚增强，内膜上布满了细小血管，里面充满着血液，准备着迎接受精卵和形成胎盘。当受精卵没有到来，就变成了月经来潮现象，内膜变得松弛，开始剥落释放，连同黏膜中那些布满血液的细小血管一起脱落，这就是月经来潮，一般需要 3 ～ 5 天完成整个内膜脱落的过程。当月经来潮完全结束后，新的周期开始。

月经倒流

子宫内膜异位症往往伴随着经血倒流而发生，也就是部分带着残留内膜的经血不是顺着阴道流出体内，而是向后和向上经过输卵管倒流向腹腔，也叫月经倒流。这些附着血管和细胞的内膜碎片流到腹腔内，依附在各个盆腔脏器上，可能是肾脏、膀胱、卵巢、子宫、肠子等等。而且这些脱离了子宫的内膜碎片依然像存活在子宫里一样，依照周期循环发展着：月经期开始时，它开始生长，慢慢变厚，很多细小血管也生长并充满着血；当月经来潮时，身体开始剥落和排斥这些长在腹腔区的内膜碎片。而这些黏附在腹腔内的碎片无法像经血一样流出身体外部，而是停留在腹腔区域内乱窜，这时就引起了剧烈的疼痛。这种情况往往越来越严重，因为新释放的内膜碎片也留在腹腔，继续经历月经周期。结果是，疼痛可能变得更剧烈，导致瘢痕组织刺激腹腔，引起炎症、产生更多的瘢痕组织，变成恶性循环。因此子宫内膜异位不幸地也降低生育力，甚至不孕。

子宫内膜异位症的症状

- 剧烈的痛经
- 排卵期疼痛

- 盆腔痛，特别在月经期时

- 行房时疼痛

- 腹腔盆腔慢性疼痛

- 恶心和呕吐

- 生育力减弱

- 增加患膀胱炎的风险

- 腹腔囊肿的风险增加

子宫内膜异位症的成因和注意事项

工作忙碌

子宫内膜异位症也是女性职业病之一。有些研究认为女性太过忙碌，整天奔忙于各种事物中的状态也容易导致经血倒流，它使得身体没有机会充分地分泌和排出月经期的体液，而往往引至错误的流向。

避免使用卫生棉条

卫生棉条的使用是子宫内膜异位症另一个成因。因为卫生棉条恰恰就是物理性地堵住了经血和黏膜残留物通过阴道流出体外的通道，从而使其反向流入腹腔内。研究结果显示女性越早开始使用卫生棉条的，患有子宫内膜异位症的风险越高。而且，卫生棉条本身含有的化学物质也增加了患内膜异位症的风险。

月经期行房和不当的运动

月经期行房是子宫内膜异位症的第三大肇因，此时从子宫排出来的经血和黏膜残留物容易从阴道被挤推返流回子宫。

月经期强烈、过度用力的运动以及高难度的瑜伽动作，如跑步、健行，瑜伽中头倒立、肩倒立等也可能导致经血倒流。在游泳池、湖水、溪流或浴缸里盆浴也会造成疼痛。

平日里保持健康的生活方式

研究还显示，非月经期喝酒、久坐也会增加子宫内膜异位症的风险。所以，平日也要保持健康的生活方式，少喝酒，适度运动。

月经期的健康生活方式

重视在月经期采用完全不同于平日的生活方式会使你的身体受益。最好能够充分休息，在头3天避免运动，在印度几千年以来人们都是这么做的。阿育吠陀医学和瑜伽有专门的建议用来预防和减轻这些问题。详见步骤七，关于月经期头3天的理想饮食和生活方式。

遵从医生的治疗

首先最重要的当然是你的医生的治疗指导。下面这些建议可以作为本地医生治疗之外的补充，而不是唯一的或者替代你的医生的治疗措施。如果你很健康，只有轻度的内膜异位症，病症的影响还不显著。免疫系统也许可以摧毁、分离和移走那些已经游到腹腔里的碎片。但有时候内膜异位分布广泛和严重，免疫系统一时对付不了；或者免疫系统太弱，连一些小任务都承担不了。那么医药治疗就很有必要了。

不管病症的严重性如何，都可以实践 10 个步骤的建议，来缓解症状和调节生育力。

实践各步骤来配合子宫内膜异位症的治疗

步骤四，吃滋养全身的易孕饮食。

步骤五，强化生育力的饮食计划对于子宫内膜异位症有重要的帮助，它建议的多种食物，都有抗发炎的作用，像健康的植物性脂肪、全谷物、水果和蔬菜。所有建议的饮食计划都富有抗氧化剂，特别是黑莓类水果和饮料，都是能预防炎症的。

步骤六，建议远离酒精，因为酒精助长炎症趋势，容易加重发炎。

步骤七是专门关于月经期保养的。月经期应遵从恰当的饮食和生活方式。避免使用卫生棉条和卫生杯，因为容易带来发炎和疾病，请使用柔棉护垫。月经头 3 天应该充分休息，使身体充分排出脱落的黏膜、血液等排泄物，也让免疫系统更好地进行调整和修复。

步骤八，避免内分泌干扰素的各种化学物质。

步骤九，依照消除压力的方式生活。

必要时做手术

假如子宫内膜异位症已经严重到带来痛苦和干扰日常生活，也许要考虑做手术来改善。采用腹腔镜手术，医生只在腹部打开一个很小的切口，通过仪器在里面施行手术，可以把腹腔里异位的内膜碎片移除。对于严重患者来说，这个手术也许是有必要的，虽然可能会形成手术后的瘢痕组织。

激素治疗

有些医生可能会建议使用激素治疗内膜异位症，这时也需要了解激素治疗的副作用。

（二）女性多囊卵巢综合征

多囊卵巢综合征是指在女性卵巢区产生多发囊肿的情况。这是由于身体一次生产出过多的卵子，而没有发育成熟和及时脱落。除了引起其他问题外，卵巢囊肿会导致不孕并增加患糖尿病的风险。多囊卵巢综合征意味着女性不排卵或者排卵不规则，一般是排卵稀少。多囊卵巢综合征也容易导致卵巢周围发炎，引发腹腔疼痛。不过，只有少数患多囊卵巢综合征的女性有疼痛问题。

多囊卵巢综合征的症状

- 月经不规则或经量过少
- 上唇、下巴或脐下长出男性化的毛发
- 就算是实施健康饮食和运动，也没有改善
- 有疲劳和血糖不稳定的倾向
- 有高血压的倾向
- 有糖尿病的倾向

为什么女性会患多囊卵巢综合征

原因通常与内分泌失调有关，而且部分人在进行生育力治疗时失调程度会有所加重。患多囊卵巢综合征女性通常伴有其他类型的内分泌问题，月经期异常或者停经，有些有高血压或者月经期严重出血的情况。然而，女性往往并不知道她有这些问题。

多囊卵巢综合征如何治疗

步骤四的生育力饮食计划和步骤五的月经期饮食计划对多囊卵巢综合征有帮助，因为可以减少卵巢发炎，无添加剂的有机食物保护身体免受内分泌干扰素的影响。由于多囊卵巢综合征也导致易患高血压和糖尿病，步骤四和五建议的饮食中，谷物可以稳定血糖，能帮助女性补充充分的微量元素铬，它有很好的稳定血糖的作用。维生素 D 对多囊卵巢综合征有正面帮助，而恰恰很多女性的维生素 D 不足。所以，请每天坚持到室外晒太阳，从黄油、奶酪、奶油和蛋类中摄入健康脂肪，这是本书饮食计划中的基本部分。来自植物的健康脂肪酸有抗发炎功效，并能帮助稳定血糖水平。

步骤七，实施月经期的作息和饮食计划也有助益。

步骤八，避免内分泌干扰素是非常重要的，因为多囊卵巢综合征的主因恰恰与内分泌失调有关。

步骤九，消除压力也很重要，我们都知道压力会导致内分泌失调。

手术

严重的多囊卵巢综合征可以通过手术刺穿、清空和移除囊肿等方式治疗。

激素治疗

部分医生会建议多囊卵巢综合征患者采用激素治疗，就像避孕药或者雌激素片的形式。这时需要了解激素治疗的副作用。

（三）女性内分泌失调

女性荷尔蒙失调是指女性分泌太多或过少的女性生育激素，或者她分泌过多的雄性激素。女性不孕通常与各种内分泌失调有关。

内分泌失调的成因

不当的生活方式，如饮食紊乱和过度运动等是引致内分泌失调的原因之一；个别情况是由于遗传基因缺损造成的；还有，压力和环境中含内分泌干扰素的化学物质也是常见的原因。压力对内分泌平衡的影响是显著且直接的；内分泌干扰素则存在于我们周遭，大环境、家里和食物里。

女性内分泌失调的特征

- 月经周期不规律或者月经稀少

- 上唇、下巴或脐下长出男性化的毛发

- 脂肪以堆积在腹部为主，而不是臀部或者大腿

- 心情抑郁

- 神经过敏和焦虑

- 心情波动大

- 体液滞留，有水肿现象

内分泌失调如何治疗

首先遵照你的医生的指导和安排。

辅助调理

步骤二，适度运动，避免过度。

步骤四和五，饮食计划对女性内分泌失调是有益的，因为食物中含有的健康脂肪帮助身体生产适量的健康激素从而调节了内分泌。

步骤七，实行月经期的保养计划。

步骤八，对女性最重要的是远离内分泌干扰素物质。

步骤九和十，保持情绪平和稳定及如何应对压力非常重要。月经期也可能因频繁旅行和变换地点而出现推迟或者暂时停经现象，所以请考虑在生活中增加稳定性和安全感。如果你正在经历工作或生活中的困难时期，借助心理医生或专家的帮助也是有益的。

（四）男性的动脉粥样硬化和糖尿病

患有动脉粥样硬化病症意味着动脉硬化。对男性来说，可能引发勃起障碍，因为流到盆腔的血流降低了。

男性动脉硬化的症状

- 高血压
- 高胆固醇
- 勃起困难
- 射精困难

动脉硬化引起的勃起功能障碍

由于动脉是狭窄的，血液不能充分流进并充满各动脉分支时，就导致勃起困难，有些男性能勃起，但是持续的时间不长。患有高胆固醇和高血压也会导致动脉硬化而降低生育力。有些人早在40岁就开始出现动脉硬化，当男性到了50岁以上则变得普遍，所以年龄对男性生育力来说也是个重要因素。

有些男性的动脉硬化是由抽烟引起的，也有的和糖尿病有关。当有糖尿病时，生育力会进一步减弱。因为糖尿病会导致敏感度和肌肉活力差，对生育力都有反作用。

如何改善动脉粥样硬化

首先，遵照医生的指导和安排。本书的措施可以作为医生治疗之余的有益补充。

步骤二，有动脉硬化的男性需有规律地适度运动。

步骤四和五，对全身和专门针对生殖组织的健康饮食计划有助于改善动脉硬化

步骤六，抽烟是男性患动脉硬化的重要原因。当停止吸烟后，病症就能直接改善，进而明显提升生育力。

步骤九，消除压力。压力有害，并可能造成高血压。平和放松的生活方式几乎能马上减除压力并改善动脉硬化。

（五）男性流行性腮腺炎的晚期并发症

有些男性早年患过流行性腮腺炎后，很久才发现对生育力还有影响。

症状

- 很难让女方受孕

- 没有明显症状

- 部分人会想起他们以前患腮腺炎时有过睾丸肿大的情形

流行性腮腺炎的成因

腮腺炎是由于体内的某些腺体被病毒感染引起的。特别是脸颊的

唾液腺被感染后使整个脸颊都发炎肿大，但有些人的感染可能在胰腺，还有每4个男性中有1个人的睾丸和附睾受到感染发炎。腮腺炎导致整个阴囊区肿大、疼痛和发热，病毒可能感染了一侧或两侧睾丸，有的情形会降低生育力，因为发炎留下的瘢痕组织会封锁精子通过输精管的通道。流行性腮腺炎治愈后的并发症没有明显的症状或不适，不过可以由医生检查精子和扫描睾丸来诊断。

流行性腮腺炎预后并发症处理

首先，遵照本地医生的治疗安排。本书的建议作为补充保养。如果男性患腮腺炎后在一侧或两侧的睾丸留下瘢痕组织，建议想办法消除残留的瘢痕组织和潜在的炎症。

步骤一的净化步骤会有帮助，尤其是有机会尝试步骤一提到的阿育吠陀传统里的一个深度净化疗法——帕迦卡玛五重疗法的话，会大有助益。

所有10个步骤建议的步骤和保养计划都能够协助你的身体恢复到它的正常水平。

（六）衣原体感染和其他感染

男女双方不孕不育的成因也可能和衣原体或相关的感染有关。

衣原体感染的症状

• 女性阴道分泌物异常

- 男性尿道分泌物异常
- 小便时有烧灼感
- 变得虚弱疲乏，伴有发烧症状

感染造成不孕

当腹腔受到衣原体等病菌感染时，它的炎性过程会造成瘢痕组织。这些瘢痕组织会封锁男性的输精管和女性的输卵管，卵子和精子的移动通道不再通畅，造成孕育的机会大大降低。衣原体感染是当今最常见的盆腔炎症，特别是在年轻的男女间。

进行衣原体检测

衣原体感染往往没有明显症状，所以不容易被察觉。如果你有所察觉或者担心，建议找医生做传染性性疾病的检查，各地省市均有这类的疾病防治中心和机构。

衣原体感染的治疗

抗生素，基本上这是唯一的治疗方式，可以很快且有效地消除感染。

步骤七，预防感染的最佳方式是同房时使用避孕套。还有，强化你的免疫系统，详细了解如何通过睡眠、增加维生素 D 和幸福快乐的心情来提升免疫系统。男性还要了解如何预防感冒等。

步骤四和五，饮食计划帮助身体提高抗发炎的能力。

步骤九，由于压力会弱化免疫系统，所以采用步骤九里消除压力的一些方式，用以保护免疫系统。

喜悦分享 · · ·

有盆腔感染也**怀孕**了

一位 28 岁的女性计划怀孕生小孩。可是她去非洲旅行时，使用当地的公共游泳池，感染了病毒，引起尿道和盆腔严重发炎。这类病毒很严重，会降低或封锁生育力。加上可能和遗传基因有关，她家族里的女性也普遍存在难孕的情况。所以她和丈夫开始认真地实施本书的保养计划。在实行步骤一的清理净化步骤时，她经历了皮肤发炎和皮疹，不过一两周后症状就消失了，也说明她的身体开始清理那些堆积的多余的东西。这位女士把 10 个步骤都做了，然后，她很快地，有些意外又自然而然地怀孕了！

——夏洛特·贝赫（Charlotte Bech）